就／业／金／手／指／系／列

推荐用书

中国家庭服务业协会母婴专业委员会
广东省家庭服务业协会

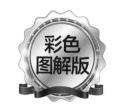

彩色
图解版

金牌月嫂
从入门到精通

马水学 艾小雄 主编
赵惠萍 陈 挺 主审

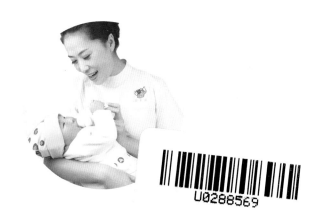

U0288569

化学工业出版社

·北京·

图书在版编目（CIP）数据

金牌月嫂从入门到精通：彩色图解版 / 马水学，艾小雄主编 .
北京：化学工业出版社，2016.8（2025.2重印）
（就业金手指系列）
ISBN 978-7-122-27392-5

Ⅰ.①金…　Ⅱ.①马…②艾…　Ⅲ.①产褥期 – 妇幼保健 –
图解②新生儿 – 护理 – 图解　Ⅳ.①R714.6-64②R174-64

中国版本图书馆 CIP 数据核字（2016）第 140584 号

责任编辑：陈　蕾　　　　　　　　　　　　文字编辑：刘　丹
责任校对：程晓彤　　　　　　　　　　　　装帧设计：尹琳琳

出版发行：化学工业出版社
　　　　　（北京市东城区青年湖南街 13 号　邮政编码 100011）
印　　装：北京瑞禾彩色印刷有限公司
880mm×1230mm　1/24　印张 8¼　字数 202 千字
2025 年 2 月北京第 1 版第 13 次印刷

购书咨询：010-64518888
售后服务：010-64518899
网　　址：http://www.cip.com.cn
凡购买本书，如有缺损质量问题，本社销售中心负责调换。

定　　价：39.80 元

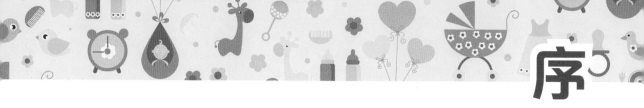

序

2015年7月国家标准委员会批准发布了《家政服务母婴生活护理服务质量规范》和《家政服务机构等级划分及评定》两项国家标准，意在对家政市场进行规范化管理。这是对家政行业的一次挑战，同时也是行业跨越式发展的一个良好契机。因为不论是家政服务机构还是家政从业人员，都应不断提升自己的服务水平和技能，应对市场的考验和挑战。

随着二孩政策的全面放开，我国将迎来一次生育高峰，这对家政行业尤其是月嫂服务的需求将大幅增加，同时也提出了更高的要求。

《家政服务母婴生活护理服务质量规范》(以下简称《规范》)对不同级别护理服务的工作内容、护理技能及服务人员要求都做出了明确的规定，对母婴生活护理员提出了包括年龄、文化程度、服务技能、卫生习惯、职业培训等一系列基本要求，并将母婴生活护理服务分为一至五星级和金牌级共六级。《家政服务机构等级划分及评定》把家政服务机构从低到高划分为A、AA、AAA、AAAA、AAAAA五个星级，由国家标准委下设的专门机构来进行打分、评级，最终按评定结果对各家服务机构挂牌。未来，消费者根据挂牌情况，就可以确认各家政服务机构的级别水准。

针对市场的变化和新标准的实施，本套丛书作者，中国家庭服务业协会母婴生活护理专业委员会常务副主任、金贝贝母婴连锁机构（中国·深圳）创办人马水学和国内著名的家政指导师、深圳市金贝贝母婴连锁机构总经理艾小雄组织相关专家编写了"就业金手指系列"丛书，包括《金牌月嫂从入门到精通》（彩色图解版）、《高级育婴师从入门到精通》（彩色图解版）、《家政服务员从入门到精通》（彩色图解版）3个分册。丛书以新国标为准绳，详细论述了月嫂、育婴师以及家政服务员的工作职责、工作标准及工作内容，该套丛书是作者十几年理论研究和实践应用成果的系统总结，强调理论研究与工作实际的紧密结合构成了本套丛书的重要特点，作者不仅深化了理论研究，而且明确了家政行业的发展方向。

本套丛书的出版，将有助于推动新国标在我国的推进和实施，对行业的发展起到积极的促进作用。

中国家庭服务业协会

母婴生活护理专业委员会主任　赵惠萍

前　言

　　2015 年 10 月 29 日，中国共产党第十八届中央委员会第五次全体会议决定：坚持计划生育的基本国策，完善人口发展战略，全面实施一对夫妇可生育两个孩子政策，积极开展应对人口老龄化行动。这是继 2013 年，十八届三中全会决定启动实施"单独二孩"政策之后的又一次人口政策调整。

　　二孩全面放开，对家政行业月嫂服务的需求将增加，对家政公司是一次新机遇。月嫂、育婴师等行业需求炙手可热。由于二孩政策，更多的家庭需要保姆和育婴师。有些焦急的父母甚至在"二宝"到来之前，就提前开始找月嫂了。

　　与此同时，国家标准委员会批准发布《家政服务母婴生活护理服务质量规范》（以下简称《规范》）和《家政服务机构等级划分及评定》两项国家标准，意在对家政市场进行规范。深圳市家政服务行业协会坦言，新规门槛略高，目前市场 95% 的月嫂恐难达到国标中最高级别的"金牌月嫂"要求。二孩政策的实施，引起了社会的广泛关注，也为月嫂等母婴服务行业带来了新商机。目前，一些月嫂培训中心、家政服务公司生意日益火爆。《规范》对不同级别护理服务的工作内容、护理技能及服务人员要求都做出了明确的规定，并将母婴生活护理服务分为一至五星级和金牌级共六级。今后月嫂服务将有标准化质量规范参考。

　　对于最高级别的金牌月嫂，国标设置了多条硬性指标，包括提供金牌服务的母婴生活护理员需要取得高级家政服务员、高级育婴师、中级营养配餐员资格证书（或同等级的相关资格证书），具备 48 个月以上的母婴生活护理服务工作经历，至少累计 48 个月客户满意无投诉，可以对产妇进行心理疏导，对新生儿和婴儿进行生活照料及生活保健。对于没有相应职业资格证书的金牌月嫂，标准要求更高：需具备 72 个月以上的母婴生活护理服务工作经历，累计 72 个月客户满意无投诉。

　　《家政服务机构等级划分及评定》把家政服务机构从低到高划分为 A、AA、AAA、AAAA、AAAAA 五个星级，字母数量越多，表示家政服务机构的综合实力越强。家政服务机构要有对服务员进行培训的场所，并对所有服务员进行岗前培训；能够每年组织服务员进行健康查体；能够为服务员办理第三方保险。这份国标依据家政服务机构在综合实力、人力资源、业务管理、服务质量这 4 个方面的指标，总共设定 1000 分。对于家政服务机构的评分，将由国家标准委下设的专门机构来进行打分、评级，最终按评定结果对各家服务机构挂牌。未来，消费者根据挂牌情况，就可以确认各家政服务机构的级别水准。

　　不论是家政服务机构还是家政从业人员，都应不断提升自己的服务水平和技能，应对市场的考验和挑战。家政服务是一项专业性、技能性很强的服务，需要多种知识和技能的综合运用，从目前家政从业人员来看，大部分年龄偏大，文化程度及技能偏低，她们虽会做一些家事，但与现代社会要求的规范的家政服务还有很大距离，因此，建立科学严密的家政培训体系是每个家政服务公司保证服务质量，促进企业发展的前提。通过提高师资水平，不断提升培训水平，完善培训内容。最大限度满足学员学习需求和社会需求，提升家政从业人员整体素质。

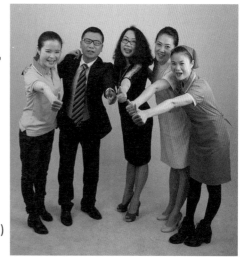

基于此，中国家庭服务业协会母婴生活护理专业委员会常务副主任、金贝贝母婴连锁机构（中国·深圳）创办人马水学和国内著名的家政指导师、深圳市金贝贝母婴连锁机构总经理艾小雄主持编写了《金牌月嫂从入门到精通》（彩色图解版）一书。全书图文并茂，浅显易懂。不仅为月嫂提供工作指引，更提供实操的工作开展的步骤、方法、细节、技巧，相信新从业的月嫂阅后也有助于快速地进入工作状态、快速地成为金牌月嫂，更好地服务雇主！

本书由马水学、艾小雄主编，参与编写和提供帮助的还有张新荣、方菊仙、余红萍、万仁元、李芬、刘春香、戈玉琼、谭童方、庄纳、刘妮、丁红梅、王月英、王群国、陈秀琴、陈宇、刘俊、刘云娇、李敏、李宁宁、张桂秀、罗玲、齐艳茹、赵艳荣、何春华、黄美、匡仲潇。在此对他们一并表示感谢！

本书适合于家政服务从业人员参考使用。由于时间仓促，加上编者水平有限，如有不妥之处，敬请指正。

编者

目录

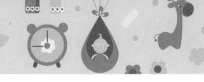

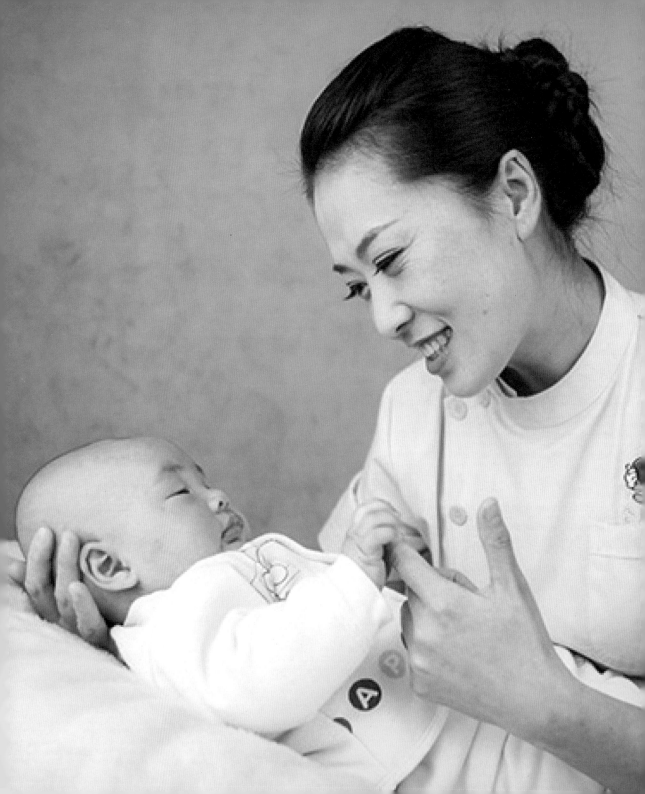

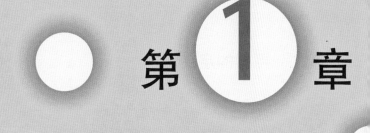

第 1 章

月嫂的
岗位认知

1.1 月嫂的定义

2015 年 7 月 5 日，国家标准委批准发布《家政服务母婴生活护理服务质量规范》《家政服务机构等级划分及评定》两项国家标准，对母婴生活护理服务质量和家政服务机构划分进行规范与界定，新国标于 2016 年 2 月 1 日起正式实施。

按照《家政服务母婴生活护理服务质量规范》中定义：母婴生活护理员指为产妇和婴儿提供生活护理的人员，俗称月嫂，主要是专业护理产妇与新生儿，服务的内容以月子护理为主，新生儿的护理占 80%，产妇的护理占 20%。

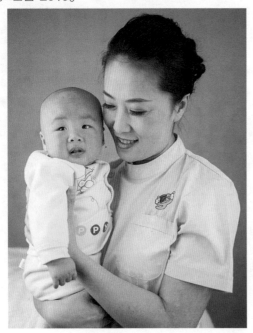

月嫂属于高级家政人员，不同于一般的家政护理员。通常情况下，月嫂工作集保姆、护士、厨师、保育员、保洁员的工作性质于一身。

通常月嫂服务时间是 24 小时（实际有效工作时间为 18 小时），且大多月嫂是在客户家里提供服务。

1.2 月嫂的等级

2016 年 2 月 1 日，新的《家政服务母婴生活护理服务质量规范》正式实施。

新规中依据客户对母婴生活护理服务的不同需求以及母婴生活护理员具备的工作经历、服务技能的不同，将母婴生活护理服务分为一星级、二星级、三星级、四星级、五星级和金牌级共六级，其中一星级为最低等级，金牌级为最高等级。

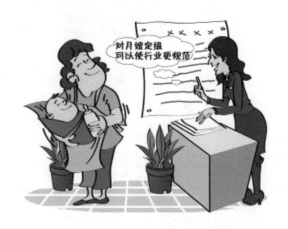

以金牌母婴生活护理员为例。

（1）要在从事过五星级母婴生活护理服务的基础上经过相应的培训并经考核合格，取得资格证书，具备48个月以上的母婴生活护理服务工作经历，至少累计48个月客户满意无投诉等。

（2）同时，金牌月嫂应持有高级家政服务员、高级育婴师和中级营养配餐员资格证书。

相关链接：

家政服务母婴生活护理服务质量规范（节选）

6.1 一星级母婴生活护理员

6.1.1 任职条件

——工作经历：一星级母婴生活护理员须经六个月以上母婴生活护理员工作实践，或连续看护六个以上婴儿无差错。

——客户评价：客户反映良好。

——资格认证：获得初级家政服务员资格证书，经评定合格后可由初级母婴生活护理员晋升为一星级母婴生活护理员。

6.1.2 技能要求

6.1.2.1 婴儿护理

——基本护理：掌握婴儿的喂养、洗澡、换洗尿布、洗涤衣物、穿脱衣服、拆洗被褥及日常护理。能够掌握母乳喂养、人工喂养、混合喂养的方法及婴儿喂养用具消毒方法。

——专业护理：拍嗝、抚触，会放置婴儿

正确睡姿，测体温、大小便观察、脐带护理，了解新生儿黄疸、脐炎、浓疱疮等疾病的症状。

6.1.2.2 产妇护理

——基本护理：观察母乳的分泌情况，指导正确喂奶方式。安排产妇的饮食起居，根据母乳分泌的情况制作月子餐，为产妇洗衣物。

——专业护理：帮助指导产妇做产后保健操，观察恶露排泄状况。

6.2 二星级母婴生活护理员

6.2.1 任职条件

——工作经历：二星级母婴生活护理员须经一年以上母婴生活护理员工作实践，或连续看护十个以上婴儿无差错。

——客户评价：客户反映良好。

——资格认证：获得中级家政服务员资格证书和中级育婴师资格证书。经评定合格后可由一星级母婴生活护理员晋升为二星级母婴生活护理员。

6.2.2 技能要求

除具备一星级母婴生活护理员对婴儿和产妇相关的基本护理、专业护理技能要求外，还应具备以下要求。

6.2.2.1 婴儿护理

——基本护理：能熟练地为婴儿洗澡，并根据婴儿喂养要求，按婴儿月份进行母乳喂养及添加辅食指导。

——专业护理：较为熟练地为婴儿做抚触，对婴儿的臀部、脐部进行日常护理的同时会观察异常情况。

6.2.2.2 产妇护理

——基本护理：能够了解婴儿哺乳时产妇

的体温标准，观察产妇的体温、身体状况，如发现异常，随时建议就医，并注意与婴儿隔离。根据产妇乳汁分泌的多少及身体的状况给予饮食指导。会制作月子汤、餐。

——专业护理：能指导产妇保持会阴清洁，按医务人员的指导对有侧切伤口的产妇，做会阴清洁擦洗，发现红肿及时提醒产妇就医。

6.3 三星级母婴生活护理员

6.3.1 任职条件

——工作经历：三星级母婴生活护理员须经过一年半以上母婴生活护理员工作实践，看护十五个以上婴儿无差错。

——客户评价：客户反映良好。

——资格认证：获得中级家政服务员资格证书和中级育婴师资格证书，经评定合格后可由二星级母婴生活护理员晋升为三星级母婴生活护理员。

6.3.2 技能要求

除具备二星级母婴生活护理员对婴儿和产妇相关的基本护理、专业护理技能要求外，还应具备以下要求。

6.3.2.1 婴儿护理

——基本护理：能对婴儿眼、耳、鼻做到日常清洁护理，如发现异常建议到医院就医。观察母乳喂养状况，根据婴儿的体重、身长的增长情况，指导产妇正确的母乳喂养方法和技巧。会操作高档的家用电器。

——专业护理：能指导产妇为婴儿做被动操（42天以后做），对婴儿常见的尿布疹、肛门周围感染可进行简易处置。能分辨婴儿因喂养不足、缺钙、或环境及温湿度影响婴儿睡眠质量的原因。会对婴儿的生理性啼哭、病理性啼哭进行分辨。能掌握几首儿歌和歌曲对婴儿进行早期教育。

6.3.2.2 产妇护理

——基本护理：能对侧切和剖宫产产妇及时提醒和指导下地活动，以利产后恢复。提供营养食谱，制作营养月子餐。

——专业护理：会对乳腺管堵塞产妇进行乳房按摩处理；对产后抑郁症能进行心理疏导，积极引导产妇保持快乐、心情舒畅。

6.3.2.3 中等医学专业学校毕业，并具有一星级母婴生活护理员工作经历和二星级母婴生活护理员基本护理技能，且获得中级家政服务员资格证书和中级育婴师资格证书的人员，可直接晋升三星级母婴生活护理员。

6.4 四星级母婴生活护理员

6.4.1 任职条件

——工作经历：四星级母婴生活护理员须经母婴生活护理员两年以上工作实践，看护二十个以上婴儿无差错。

——客户评价：客户反映良好。

——资格认证：定期参加各种专业培训，获得高级家政服务员资格证书和高级育婴师资格证书。经评定合格后可由三星级母婴生活护理员晋升为四星级母婴生活护理员。

6.4.2 技能要求

除具备三星级母婴生活护理员对婴儿和产妇相关的基本护理、专业护理技能要求外，还应具备以下要求。

6.4.2.1 婴儿护理

——基本护理：在进行婴儿日常护理时，会与婴儿进行眼神与语言的交流。

——专业护理：掌握婴儿正常的体温、呼吸、心率的数值并会测量，如发现异常，应及时告知家长，并在就医后根据医务人员要求对婴儿进行护理。

6.4.2.2 产妇护理

——基本护理：会严密观察产妇体力恢复情况和心理变化情况，指导产妇做形体恢复操。能为贫血产妇提供营养食谱，制作营养月子餐。

——专业护理：对乳汁分泌不足者，会进行饮食指导、心情疏导，并指导产妇正确的哺乳方法，促进乳汁分泌。

6.4.2.3 高等医学专科学校毕业，具有一星级母婴生活护理员工作经历并具有二星级母婴生活护理员基本护理技能，且获得高级家政服务员资格证书和高级育婴师资格证书的人员，可直接晋升四星级母婴生活护理员。

6.5 五星级母婴生活护理员

6.5.1 任职条件

——工作经历：五星级母婴生活护理员须三年以上工作实践，看护三十个以上婴儿无差错或晋升为四星级母婴生活护理员星级后，看护十个以上婴儿五差错。

——客户评价：经常获得客户表扬。

——资格认证：定期参加各种专业培训，获得高级家政服务员资格证书和高级育婴师资格证书，经评定合格后可由四星级晋升为五星级母婴生活护理员。

6.5.2 技能要求

除具备四星级母婴生活护理员对婴儿和产妇相关的基本护理、专业护理技能要求外，还应具备以下要求。

6.5.2.1 婴儿护理

——基本护理：会准确感官判断婴儿的大小便异常、呼吸异常、心率异常，根据婴儿生长发育指标（身长、体重）提供科学喂养方法。

——专业护理：熟悉婴儿预防接种顺序、注意事项及禁忌证，为预防佝偻病懂得如何补充 VA、VD 及补钙的最佳时期。

6.5.2.2 产妇护理

——基本护理：能为产妇营造舒适的环境，及时指导个人卫生，预防产褥期常见病的发生。熟练掌握月子餐的制作技巧，做好产妇的饮食护理。做到补得可口、补得科学。

——专业护理：能将相关的婴儿护理知识、早期智力开发的手法和重要性传授给婴儿父母，使他们尽快地承担父母责任。根据产妇特点做好产妇保健指导，有较强的语言沟通能力给予产妇良好的心理调适。

6.6 金牌级母婴生活护理员

6.6.1 任职条件

——工作经历：晋升为五星级母婴生活护理员星级后，看护十个以上婴儿无差错，具有丰富的生活护理经验。

——客户评价：经常获得客户好评，职业道德高尚，工作成绩突出。

——资格认证：定期参加各种专业培训，

取得高级家政服务员资格证书、高级育婴师资格证书和营养配餐师资格证书。经评定合格后可由五星级晋升为金牌级母婴生活护理员。

6.6.2 技能要求

除具备五星级母婴生活护理员对婴儿和产妇相关的基本护理、专业护理技能要求外，还应具备以下要求。

6.6.2.1 婴儿护理

——熟悉口腔、皮肤、眼、耳、鼻以及脐带的各期护理。掌握婴儿常见病症状，发现异常及时建议就诊。掌握婴儿受到意外伤害的紧急处理常识。

6.6.2.2 产妇护理

——应具有丰富的母婴生活护理知识和精湛的技术，应做好产妇个人卫生指导和体检，进行脉搏、呼吸的观察，熟悉恶露的观察处理和哺乳前后乳房的护理。熟悉产妇产后常见病的症状，并正确指导产妇预防。

1.3 月嫂的服务范围

一般来讲，月嫂的服务内容主要如下。

1. 产妇方面

生活护理：保持室内空气清新，观察产妇身体情况（主要是乳房、恶露、大小便），清洗、消毒产妇衣物，在产妇不能自理时帮助产妇擦洗身体，照顾产妇饮食。

乳房护理：帮助产妇清洗、热敷、按摩乳房，减轻乳房胀痛，指导产妇正确的哺乳姿势。

产后恢复：为恢复产妇体型，指导产妇做好产后恢复操。

营养配餐：合理安排产妇饮食，为产妇制作营养餐。

心理指导：多与产妇语言沟通，交流育婴心得。

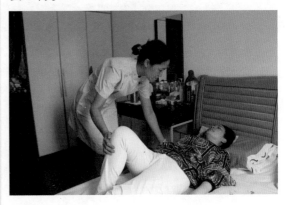

2. 新生儿方面

生活护理：保持室内空气清新，料理新生儿的饮食起居，给婴儿喂水、喂奶、洗澡，换洗尿布和其他衣物。

专业护理：为婴儿测量体温，对婴儿脐带进行消毒，对尿布、毛巾、奶瓶等婴儿生活用品进行清洗、消毒，注意二便三浴，观察婴儿黄疸消退情况。

常见病护理：观察婴儿大小便是否正常，身体有无异常，预防尿布疹、鹅口疮等常见病的发生，发现异常及时提醒并协助治疗。

潜能开发：为提高婴儿抵抗能力和协调能力，开发潜能，酌情给婴儿做抚触、游泳和婴儿操，并指导产妇掌握这些技能。

相关链接：

月嫂一天的工作流程

时间	事项
6：00~6：30	起床、洗漱完毕后、给产妇做早餐
7：00	照顾新生儿、给产妇煲汤、打扫卧室、开窗通风
8：00	给新生儿加必需品(如钙)、产妇护理（如乳房护理、妇科保健、形体恢复操等）
10：00	做加餐
10：30~11：30	给新生儿洗澡、做抚触、做午餐前的准备
13：00	新生儿睡觉，月嫂也利用这个时间休息一小段时间
15：00	给产妇做加餐
16：00	新生儿这时醒了，给他做潜能开发的训练、做被动操、追视红球、练手抓握
18：00	做晚饭
20：00	给产妇洗衣服，给新生儿清洗奶具、消毒、洗衣服
22：00	休息

备注：

后半夜，如果产妇需要再吃饭，可以做一点简单易做的加餐。产妇刚生产的最初几天里要给产妇轻压乳房。

月嫂的工作要因人而异，每个家庭都不一样，什么事情都要和客户去沟通，要让客户认可，以免发生不必要的误会。

很多事情都要和客户商量，比如轻压乳房、给新生儿洗澡等。总之在做好月嫂的本职工作外，也要注意自己的身体。

在夜间，母乳喂养的新生儿要按需喂养，这时月嫂要先给新生儿换尿布、再叫醒产妇、喂完奶让产妇休息，月嫂给新生儿拍完奶嗝后哄新生儿入睡。如果是人工喂养的新生儿，至少要喂奶两次，由月嫂自己独立完成。

1.4 月嫂的素质要求

对于现在很多家庭来说，家中孕妇要生产，一般都会请月嫂来帮忙照顾，一方面由于月嫂有丰富的照顾待产孕妇的经验，另一方面是由于现在基本上都是双薪家庭，根本没有时间来照顾孕妇，那么，具备什么样素质的月嫂才会受欢迎呢？具体要求如下。

1. 富有爱心责任心

一个月嫂最重要的是要有一颗爱心和责任心，爱是最好的技能，只有具备了这最基础的优秀品格，才能够照顾好产妇和宝宝。

2. 懂得科学的产后饮食

优秀的月嫂不光要厨艺好，更要懂得如何让产妇吃得更加科学。

例如，产后第一天要吃什么，主餐辅餐

都要怎么搭配，怎样吃才能既营养又不发胖。

> ### 💡 金牌月嫂的妙招：
>
> 月嫂不能只顾着给产妇提供美味、高营养的食物，这很容易让产妇出现高血压和体重过重的危险。

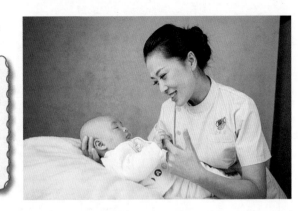

3. 掌握新生儿母乳喂养

关于新生儿母乳喂养的知识，月嫂一定要熟知。婴儿吸奶、处理涨奶、回奶以及乳房的按摩、促进乳汁分泌等，这些是月嫂基本的技能。

4. 会给宝宝做规范的抚触和清洗

坚持规范的对宝宝抚触，是对婴儿的情感以及智商发育非常有帮助的，动作要到位、时间要安排好，这是月嫂必须要掌握的。

另外，月子期间，新生儿新陈代谢比较旺盛，皮肤又非常薄，每天都会出汗，月嫂要懂得给宝宝清洗，预防宝宝长红斑，提高宝宝的免疫力。

5. 培养宝宝的生活习惯

除以上几点外，月嫂还应该注意培养孩子的生活习惯，如饮食、睡眠等，这不仅关系到宝宝的生长发育，还关系到宝宝后期的性格形成，对于婴儿的早期成长很重要。

1.5 月嫂的职业道德

月嫂的工作应使雇主得到实惠和满意，必须以月嫂的"尽心、爱心"换取雇主的"称心、放心、安心"。具体来说，月嫂应具备下图所示的职业道德。

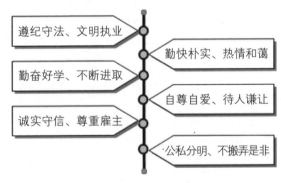

遵纪守法、文明执业
勤快朴实、热情和蔼
勤奋好学、不断进取
自尊自爱、待人谦让
诚实守信、尊重雇主
公私分明、不搬弄是非

月嫂应具备的职业道德

1. 遵纪守法、文明执业

月嫂进入雇主家庭后，应处理好与家庭成员的关系，文明礼貌地对待所服务家庭中的每一个人；雇主家庭内部发生矛盾时，不要参与其中，必要时可以适当做劝解。努力做好本职工作，更好地为母婴服务。

2. 勤快朴实、热情和蔼

作为月嫂，每到一个新的雇主家里，应尽快了解并熟悉自己的工作，主动、热情、勤奋、踏实、周到、合理地安排好自己的分内事，不要遗漏、疏忽，不要总让雇主提醒监督。

3. 勤奋好学、不断进取

社会在发展，人们的生活水平在提高，各种各样的新式家庭用具不断出现，月嫂必须不断地更新知识，熟练技巧，努力提高工作质量和效率，才能顺应时代的发展，不致被社会市场淘汰。

4. 自尊自爱、待人谦让

月嫂以向对方提供服务为己任，其实质还是以自己的劳动获取正当收入，和雇主的人格完全平等。所以，月嫂不应该自卑，在与人接触时应大方稳重，说话得体，热情主动，和蔼可亲。

在与雇主的家庭成员相处时一定要宽容谦让。因为你接触到的人各种各样，他们的秉性、脾气、爱好各不相同，作为月嫂要尽量宽容、大度，谅解一点，谦让一些，尽量尊重对方的脾气和习惯，使对方感到满意。

5. 诚实守信、尊重雇主

诚实守信是一种品质，具有这种品质的人，会给人一种靠得住、信得过的感觉。从事月嫂服务工作需要具备这种品质的人。

同时月嫂应主动了解和尊重雇主的生活习惯，如饭菜口味、兴趣爱好、作息时间、房间布置、生活用品的放置等，切不可自作主张按照自己的意愿安排雇主的生活。

6. 公私分明、不搬弄是非

月嫂因工作关系，对雇主的家事了解比较多，一般来讲不要参与评论，不要去干涉雇主的家事。对于雇主家中各成员间的矛盾，切不可搬嘴弄舌，使家庭矛盾激化。同时切不可把雇主的家事张扬给左邻右舍，也不能去窥视和打听别人的隐私，不能翻弄别人的书信。

1.6 月嫂必知的法律知识

在法律法规方面，月嫂应掌握《中华人民共和国劳动法》《妇女权益保障法》《母婴保障法》等相关法律知识，按照依法办事、尊重事实的原则解决劳动争议，保护自身的合法权益。

相关链接：

合法权益被侵害时月嫂该如何做

1. 勇于保护自己的隐私

隐私权是自然人享有的对其个人与公共利益没有关系的个人信息、私人活动和私有领域进行支配的一种人格权。包括私人信息、私人生活、私人空间和生活安宁。

月嫂在雇主家工作时，会有一些个人的信息或者其他的个人隐私（如私人活动、私人空间）为雇主知道。雇主应为月嫂保密。若雇主擅自公开月嫂的隐私，月嫂可以依法对其要求承担相应的赔偿责任。

2. 避免受到性侵害

在工作中，月嫂应洁身自爱，对雇主的不正当要求要严词拒绝，并勇于以《妇女权益保障法》为武器，捍卫自己各方面的利益；万一受到侵害，应该及时向公安机关报案。

月嫂在受到性侵害后，不要觉得羞耻而不与人说，因为事情已经发生了，而要与自己亲近的人或者与所属家政公司联系告知情况。在紧急情况下，可以打家政公司的电话求救。曾经有一位家庭服务员受性侵害时，急速拨打家政公司的电话，在电话中大声哭泣，家政公司察觉异常即刻派人来察看，从而制止了性侵害。月嫂在受到性侵害后，可以拨打"110"电话报警，如果月嫂没机会打电话，可以事后趁外出买菜、购物的时机报警，但要想办法保留证据：比如保留用过的避孕套、留有雇主精液的内裤，以方便警察的取证。

3. 尊重女雇主的权益

月嫂不能做第三者插足雇主的家庭。月嫂要尊重女雇主的权利，不要做违法的事情；和男雇主应保持一定的距离，始终不要忘记自己是服务人员。

4. 不能侵犯女雇主的隐私权

月嫂对女雇主的各种私人信息、私人活动、私人空间等有保密的义务，除非该隐私侵害了公共利益；对女雇主的东西不要随便翻看；不能私自隐匿、毁弃、拆开女雇主的信件；不能偷窥女雇主的私人生活等。

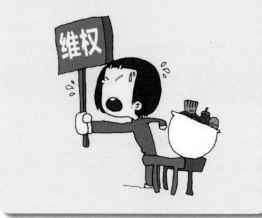

1.7 常用的护理用品

作为月嫂，在为雇主服务时，会用到不少护理用品，主要包括以下几种。

1. 产妇用品

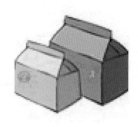

（1）产妇卫生巾。产妇产后留有伤口，敏感而易痛，加之恶露的排出，易发生感染，产妇卫生巾可避免感染并减少疼痛。

金牌月嫂的妙招：

一般情况下要求产妇可以准备2包大号的，2包中号的，3包小号的。

（2）专用收腹带。束腹带具有助缩收腹，促进子宫、产道恢复，防止内脏下垂，促进恶露排净，减少瘀患遗留等作用。

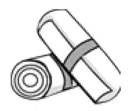

（3）骨盆矫正带。骨盆矫正带利用物理方法矫正骨盆，帮助产后骨盆恢复，保持身材，市场上有腰带式、菱形式、纱布式等。

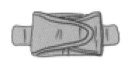

（4）月子帽。产妇头部特别需要保暖，不能受风吹，月子帽的作用主要是为头部保暖。可准备两项月子帽，替换使用。

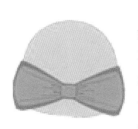

（5）月子鞋。产妇体质虚弱，需要从头到脚的保暖。月子鞋鞋底柔软，保暖不透风，还有非常好的吸汗功能，可避免着凉。

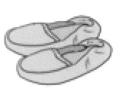

（6）哺乳文胸。哺乳文胸可以给乳房支撑，避免哺乳后的乳房下垂。另外，哺乳文胸的罩杯可以打开，方便哺喂新生儿。

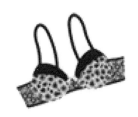

（7）防溢乳垫。哺乳期使用，控制渗乳、保持干爽，建议使用一次性乳垫，卫生方便。

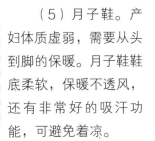

（8）吸奶器。对于剖宫产或者奶水不多的妈妈来说，想顺利进行母乳喂养，准备一个吸奶器就万无一失了。

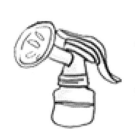

2. 婴儿用品

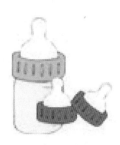

（1）奶瓶。应准备两种不同容量的宽口径的奶瓶；无论是母乳喂养还是奶粉喂养都会用得上，是宝宝的重要餐具。

（2）奶瓶刷。要彻底清洁奶瓶，不能随便冲洗，可以选择海绵刷头的奶瓶刷，加上奶瓶清洁剂进行涮洗。

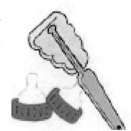

（3）奶嘴。奶嘴是使用在奶瓶上帮助吸奶或者喝水的工具，是婴儿的必备产品。

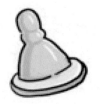

（4）消毒锅。用于消毒奶瓶上的奶渍，通过水煮的方式将奶瓶消毒干净，避免细菌污染，保护宝宝健康。

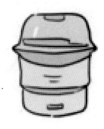

（5）新生儿衣服。新生儿衣服3套，根据季节来选择衣服厚度；一般不用频繁更换，够住院时几天替换的数量即可。

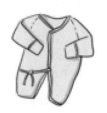

（6）新生儿帽子。要根据宝宝出生的季节定，主要起到保暖的作用，特别是较寒冷的季节更要准备，另外出院时也可以戴着。

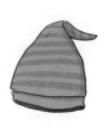

（7）新生儿袜子。视出生季节准备厚薄，注意收口要松紧适度，太松会滑落，太紧会伤到宝宝的皮肤，数量够住院替换即可。

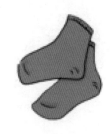

（8）抱被。用于保暖；即使是夏天，宝宝睡觉也要遮盖小肚子，避免受凉导致肠道不适；另外，宝宝外出时也可以用。

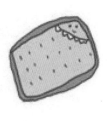

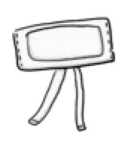

（9）婴儿护脐带。可以保护宝宝的脐部不受凉，起到简单的日常护理作用。要根据孩子脐带脱落状况来确定是否继续佩戴。

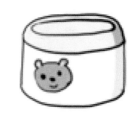

（13）爽身粉。爽身粉可以帮助宝宝有效减少汗液滞留刺激及摩擦不适，保持肌肤舒爽润滑。在夏天尤其适用。

（10）纸尿裤。每个宝宝的体形都是不同的，应选择符合宝宝自身的裁剪设计。新生宝宝一般都有小码的。

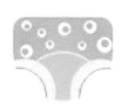

（14）浴盆。宝宝专用浴盆，可避免交叉使用造成细菌感染；最好再配上洗澡网，避免宝宝滑入水中呛到。

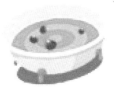

（11）婴儿湿巾。婴儿湿巾可以给宝宝擦脸、手和屁屁，要多准备；但婴儿的屁屁最好是用清水来清洗。

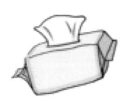

（15）浴巾。宝宝洗浴完，需要立即用浴巾擦干身上的水，避免着凉。宝宝浴巾可选吸水性强、质地柔软的棉质浴巾。

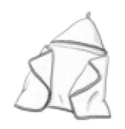

（12）护臀膏。宝宝皮肤娇嫩，小屁屁长期捂着容易长尿布疹，每次换尿片时，把屁屁清洗干净后就要涂护臀霜。

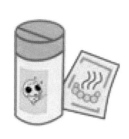

（16）婴儿洗发沐浴露。新生儿洗澡只需用清水即可，除非沾到难以清洁的脂溶性污迹，就用婴儿专用洗发沐浴品进行清洁。

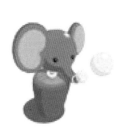

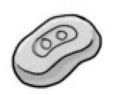

（17）婴儿皂。除了洗发沐浴露，宝宝洗澡时还可以采用婴儿皂来帮助清洁，起泡清洁后，要注意把泡沫彻底冲洗干净。

（18）水温计。宝宝的洗澡水过冷容易着凉，过热容易烫伤宝宝，有了水温计，就可以准确把控宝宝的洗澡水温度。

（19）指甲钳。新生儿新陈代谢快，指甲很快会长出来。婴儿专用的指甲钳小巧而不会太锋利，可以避免剪到宝宝的手指。

（20）婴童理发器。婴童理发器可以让宝宝在理发时不再哭闹，且宝宝专用理发器可减少病菌感染机会，更安全更卫生。

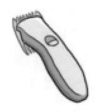

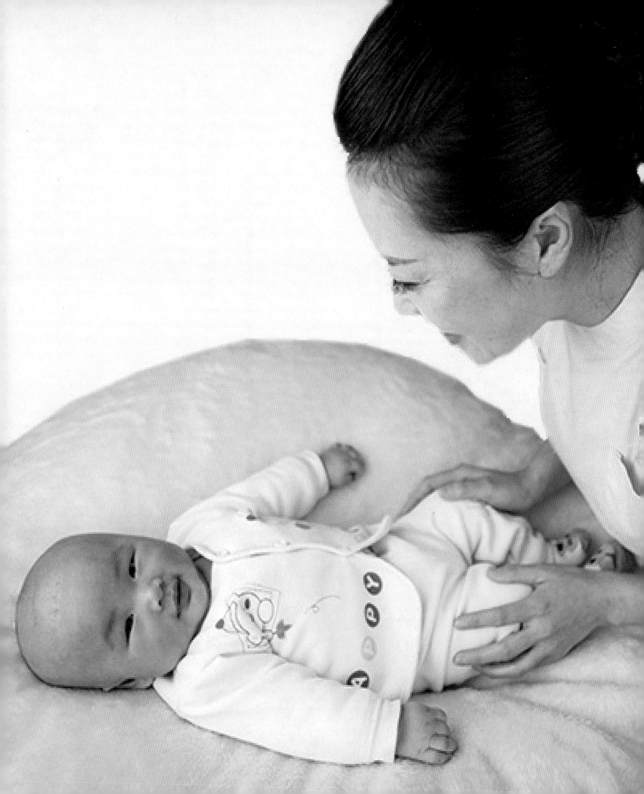

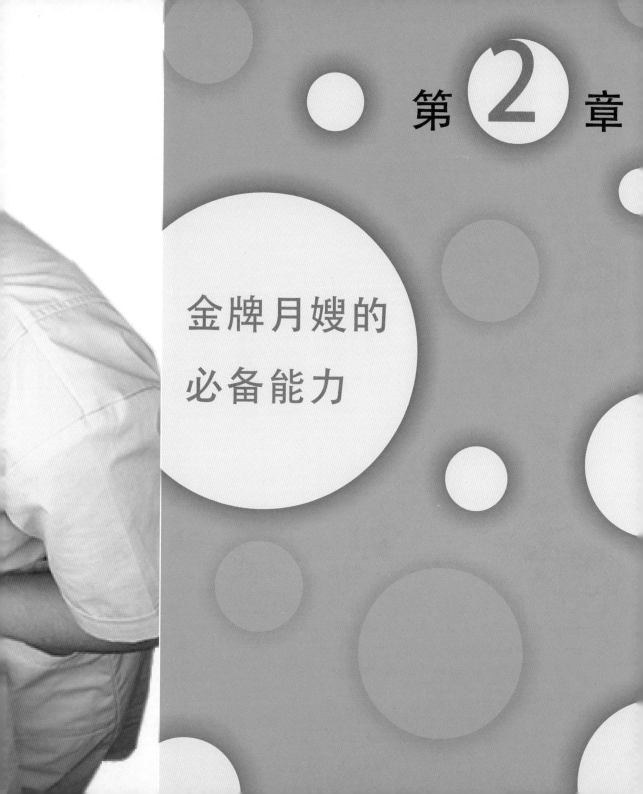

第 2 章

金牌月嫂的
必备能力

2.1 了解产妇的心理特点

怀孕生产是妇女生命中非常特殊的经验，然而在迎接新生命到来时，产妇的身心也面临许多挑战，包括体力消耗、角色转变、荷尔蒙剧烈的变化、照顾婴儿的责任等，此时产妇在诸多身心压力下可能产生心理方面的问题。

1. 产前心理特点

孕妇入院待产后，其生理和心理都会产生很大的变化，尤其在临产后，情绪波动更为突出，且多呈现低水平降低状态，这在一定程度上可直接影响产程进展，造成分娩障碍及产后出血量增多等不良后果。

 金牌月嫂的妙招：

月嫂应充分了解在临产前孕妇的特殊心态，并针对其不良情绪，减轻心理压力，以最佳状态与医护人员密切配合，使分娩顺利完成。

2. 产后心理特点

分娩后的产妇常常会焦虑、烦躁，甚至对家人也可能有过分的语言和行为，严重者可成为产后抑郁症，近50%的产妇身上都会出现如此状况。

2.2 了解产妇的身体特点

孕妇分娩后身体极其虚弱，身体的特点也与产前很不一样，因而了解产后产妇的身体特点对护理好产妇有着极其重要的意义。产妇产后身体特点如下表所示。

产妇产后身体特点

序号	特点	具体内容
1	容易发生贫血	产妇在分娩过程中流失很多血，元气大损、身体虚弱，容易发生贫血
2	子宫、生殖器需要恢复	（1）虽然新生儿出生了，但产妇的宫腔内仍有一些淤血未排出，子宫需要恢复 （2）生殖器官发生损伤，需要修复
3	要喂养新生儿	（1）新生儿吃奶，产妇需要大量分泌乳汁 （2）产妇处在哺乳期，药物可以通过乳汁到达新生儿体内 （3）该期间用药要考虑到对新生儿的影响

2.3 了解产妇的营养需求

产妇产后营养需求主要包括以下几方面。

1. 水分的充足

水和母乳分泌量有关。一些流质食品如小米粥、排骨汤、骨头汤等，要多食用。

2. 需要高蛋白质

蛋白质是生命的物质基础，含有的大量

的氨基酸是恢复组织器官的物质基础。产妇在产后需要食用高蛋白质，如小米、豆类、豆制品、瘦猪肉、牛肉、鸡蛋、鱼类。这些食物含蛋白质丰富，每日必须搭配两种。

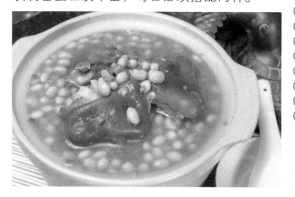

3. 需要高热量

产妇在产后每日所需的热量要高达12560.4~16747.2千焦。需要食用羊肉、瘦猪肉、牛肉等动物性食品和高热量的硬果类食品，如核桃、花生、芝麻、松子等。海带、紫菜等菌藻类食物，除了提供热量，还富含不饱和脂肪酸，有利于婴儿脑的发育。

4. 要保证钙及无机盐的摄入

母乳每日消耗300毫克的钙。为减少动用母体储备的钙，必须选择含钙多的食物。如牛奶、虾皮、水产等。对于碳酸钙、乳酸钙、骨粉等一些钙制剂，也可以选用。

5. 不可缺少水溶性维生素

母乳膳食中的维生素B和维生素C的吸收量要非常充足。原因是水溶性维生素B和维生素C可以通过乳腺转移至母乳中，但转换率不高，约50%。

> **金牌月嫂的妙招：**
>
> 孕妇分娩前后身体状况变化非常大，尤其产后身体十分虚弱，要按照产妇身体的恢复状态为其准备适合的饮食。切忌刚分娩完就进补，孕妇身体太过虚弱可能会虚不受补。

2.4 了解新生儿的外观特点

一般刚出生的婴儿头部较大，躯干较长，头部与全身的比例大约为1∶4，胸部多呈圆柱形，腹部呈筒状，四肢短，常呈屈曲状。

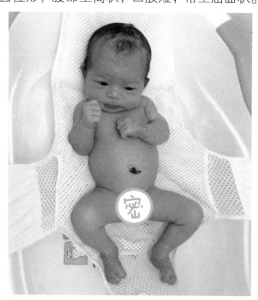

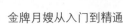

新生儿的主要外观特点如下。

1. 头部

新生儿的头部约为身长的 1/4，头发分条清楚，刚出生时头部因分娩时受产道挤压，可能会出现局部水肿形成产瘤。

2. 皮肤

新生儿刚出生时皮肤上有一层胎脂，皮肤红润、薄嫩，皮下脂肪少，血管丰富，皮肤娇嫩易受感染，鼻尖及鼻翼处面部可见黄白色小点，称粟粒疹。

3. 口腔

新生儿的口腔硬腭中线有黄白色小点，称上皮珠，一般一个月左右会自行消失，牙龈上亦常有黄白斑点，俗称"马牙"，数周、数月可消失，禁止挑破。

4. 颈部

新生儿的颈部较为短小，要注意是否出现胸锁乳突肌血肿（多在出生 2~3 周后才发现）。

5. 胸部

新生儿胸部较窄小，乳晕清楚，可能会有乳腺结节，新生儿初生时胸围较头围小 1~2 厘米。

6. 腹部

新生儿腹部微隆，脐带部有残端断痕，注意渗血、渗液、分泌物有无臭味，脐轮红否。

7. 四肢

新生儿四肢一般呈屈曲状，指甲达指尖边缘，足纹较多。

2.5 了解新生儿的生理特点

新生儿的生理特点如下所示。

1. 呼吸系统

新生儿的呼吸为 40~60 次 / 分钟，以腹式呼吸为主，呼吸中枢未发育成熟，肋间肌弱，故呼吸浅快，不规则。

2. 血循环系统

新生儿的心率为 120~140 次 / 分钟，血液多集中于躯干，故四肢易发紫。

3. 消化系统

新生儿的胃容量小，贲门松弛，幽门肌痉挛、胃呈水平状，食道短，因此新生儿常溢奶，生后 24 小时内胎便呈黑绿色，2~3 天排完，如 24 小时胎便未排要去医院检查，看是否肛门闭锁。吃母乳的婴儿大便金黄色，次数多；而吃牛奶的婴儿便次少、干。

4. 泌尿系统

新生儿尿次多，一般新生儿在生后六小时内排尿，最初数日尿量少，每日 4~5 次，以后吃奶增加，排尿可达 20 多次。

5. 体温调节

胎儿在宫内是恒温，生后保暖能力差，散热快，生后第 1 小时内体温可降 2℃。在生后 12~24 小时以后，体温可调节到 36~37℃。新生儿体温不稳定，易受外界环境影响。

6. 免疫系统

新生儿的免疫力主要是通过胎盘获得的，从初乳中也可获得一些抗体。因而对麻疹、风疹、猩红热、白喉等没有易感性，不会患这些传染病。

7. 神经系统

新生儿神经系统未发育成熟。

2.6 了解新生儿的睡眠特点

一般新生儿一昼夜的睡眠时间为 18~20 个小时。按照新生儿觉醒和睡眠的不同程度分为几种意识状态：两种睡眠状态——安静睡眠（深睡）和活动睡眠（浅睡）；三种觉醒状态——安静觉醒、活动觉醒和哭；另一种是介于睡眠和醒之间的过渡形式，即瞌睡状态。新生儿的睡眠有如下三大特点。

1. 安静睡眠状态

新生儿安静睡眠状态时面部肌肉放松，眼闭合着。全身除偶尔的惊跳和极轻微的嘴动外，没有其他的活动。呼吸是很均匀的。

新生儿处于完全休息的状态。

2. 活动睡眠状态

新生儿活动睡眠状态时脸上常显出可笑的表情，如做怪相、微笑和皱眉。有时出现吸吮动作或咀嚼运动。呼吸不规则，比安静睡眠时稍快。眼睛通常是闭合的，仅偶然短暂地睁一下，眼睑有时颤动，经常可见到眼球在眼睑下快速地运动。手臂、腿和整个身体偶尔有些活动。在觉醒前，通常处于这种活动睡眠状态。以上两种睡眠时间约各占一半。

3. 瞌睡状态

新生儿瞌睡状态通常发生于刚醒后或入睡前。眼半睁半闭，眼睑出现闪动，眼闭合前眼球可能向上滚动。目光变呆滞，反应迟钝。有时微笑、皱眉或噘起嘴唇。常伴有轻度惊跳。当新生儿处于这种睡眠状态时，要尽量保证他安静地睡觉，千万不要因为他的一些小动作、小表情而误以为"新生儿醒了""需要喂奶了"而去打扰他。

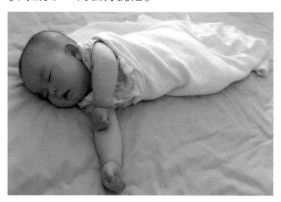

2.7 了解新生儿的排便特点

1. 新生儿的排便特点

（1）开始排便的时间。新生儿一般在生后 12 小时开始排胎便，胎便呈深、黑绿色。这是胎儿在母体子宫内吞入羊水中胎毛、胎脂、肠道胎便。3~4 天胎便可排尽，吃奶之后，大便逐渐转成黄色。

 金牌月嫂的妙招：

如果新生儿出生后 24 小时，还没有排胎便，就应该立即请医生检查，看是否存在肛门等器官畸形。

（2）吃奶后的排便特点。吃牛奶的新生儿每天 1~2 次大便。吃母奶的新生儿大便次数稍多些，每天 4~5 次。平常在新生儿大便后应用温水清洗阴部，然后擦拭干。

2. 新生儿的排尿特点

（1）新生儿排尿量。新生儿第一天的尿量很少，10~30 毫升。在生后 36 小时之内排尿都属正常。随着哺乳吸收水分，新生儿的尿量逐渐增加，每天可达 10 次以上，日总量可达 100~300 毫升。满月前后可达 250~450 毫升。

（2）养成排便的习惯。新生儿尿的次数多，这是正常现象。不要因为新生儿尿的次数多，就减少给水量。尤其是夏季，如果喂水少，室温又高，新生儿会出现脱水热。

 相关链接：

各种新生儿的排便次数

1. 混合喂养的宝宝

混合喂养的新生儿大便一般 3~4 次，而且量多，头几天里可能多达 6 次，都属正常现象。随着时间的推移，会相应减少。质稍柔软，有明显臭味，一般为暗褐色。

2. 人工喂养的宝宝

如果新生儿吃的是配方奶，那么大便通常呈淡黄色或土黄色，比较干燥、粗糙，如硬膏样，常带有难闻的粪臭味。

对于奶粉喂养的宝宝，大便主要不是看多少天一次，而是周期规律和性状如何。有的宝宝一天一次，有的宝宝两三天一次，有的甚至更长，但只要周期有规律，大便糊状无泡沫，颜色正常，就都是正常的。

3. 母乳喂养的宝宝

吃母乳的新生儿大便呈金黄色，偶尔会微带绿色且比较稀；或呈软膏样，均匀一致，带有酸味且没有泡沫。

母乳喂养的新生儿通常大便次数较多，一般为一天排便 2~5 次，但有的婴儿会一天排便 7~8 次。随着孩子月龄的增长，大便次数会逐渐减少，2~3 个月后大便次数会减少到每天 1~2 次。

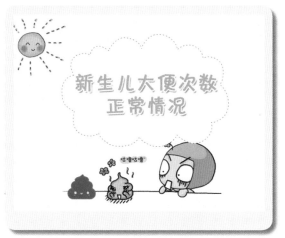

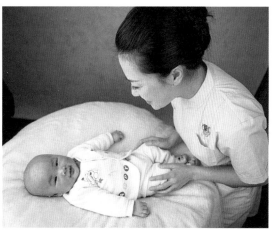

（2）饥饿、寒冷、尿布潮湿等所引起的不愉快情绪。

2.8 了解新生儿的心理特点

新生儿出生后，除一般神经学或反射性行为（如觅食反射、拥抱反射、吸吮反射等）外，还有适应周围环境的能力。自出生后，即有对客观发生视觉固定的能力，特别对人脸感兴趣。

新生儿对环境变化所产生的某些行为，称为"适应反应"。当一种新的刺激抵达听、视及其他感觉系统时，新生儿会变得较为警觉，此时头可向刺激方向转动，并伴心率加快等生理方面的改变。当对这种刺激逐渐适应时，则心率减慢。

新生儿最大的特点是：心理现象的发生与发展都极为迅速。婴儿在出生后 1 个月只有以下两种反应。

（1）获得满足与舒适感后的愉快情绪。

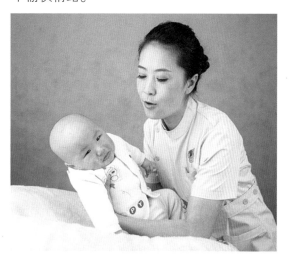

3 个月的新生儿即可有欲求、喜悦、厌恶、愤怒、惊恐、烦闷等 6 种情绪反应。

因此，父母可以根据新生儿的心理特点，更好地与宝宝沟通，更好地培养宝宝的反应能力，并融洽亲子关系。

相关链接：

百天内婴儿的心理特点

1个月婴儿的心理特点

婴儿出生后到满月的期间，如果大人们在光线微暗的房间里将宝宝竖直抱起来的话，你会发现宝宝就会睁开眼睛，而且喜欢看大人脸，尤其是宝宝吃饱后更是看着妈妈慈爱的笑容。宝宝这个阶段虽然很小，但是也喜欢被大人们抱起来与其谈话逗笑，似乎会观看大人的表情。喜欢听妈妈的心跳声还有心跳录音，对味觉能够用表情表现出来。会微笑，对及时、反复的视听刺激还会有初步的记忆能力。

2个月婴儿心理特点

随着宝宝的长大，这个阶段就开始喜欢听声音、将自己的小手举起并看着自己的手、喜欢抬头、眼睛会跟踪移动物体笑，看到大人的表情宝宝也会有反应，这个阶段宝宝对外界的好奇心会不断滋长，而且还能够咿咿呀呀的发出声音，似乎是在和大人唠嗑一样。

3个月婴儿心理特点

这个时期的宝宝可以不断地与大人们咿呀的聊天了，而且还能够自己翻身。对大人的面相具有辨识的能力，会熟悉家人而拒绝陌生人等。而且这个时期的宝宝显示出对母亲的偏爱。

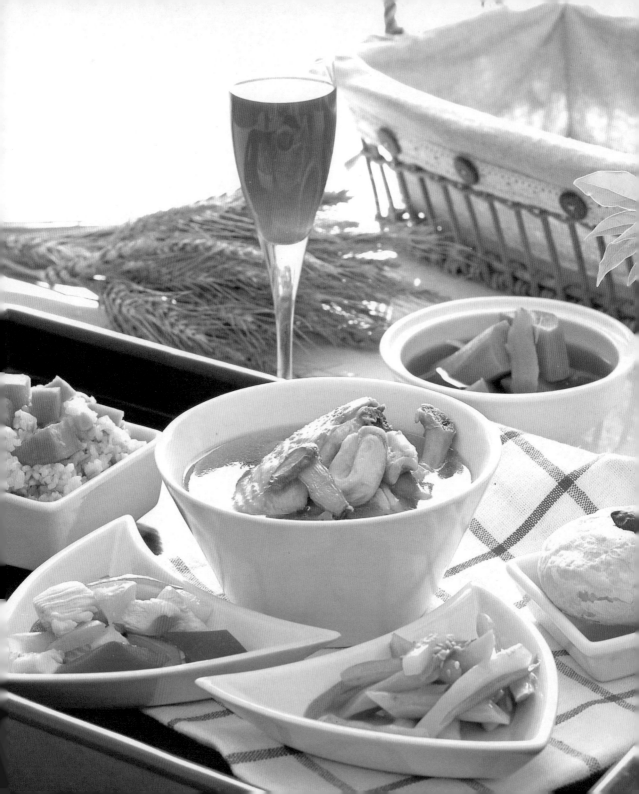

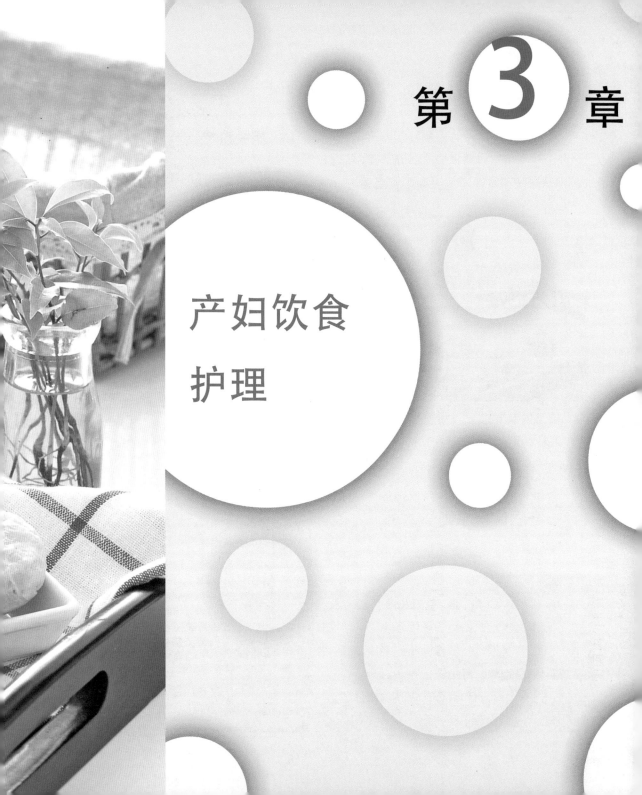

第 **3** 章

产妇饮食
护理

3.1 产后饮食的重要性

因为母体分娩时消耗各种营养素，产后大量出汗、恶露，也要损失一部分营养，所以，饮食调养对于产妇和新生儿都非常重要。

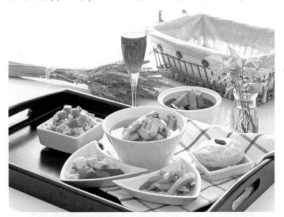

恰当的饮食调养可尽快补充足够的营养素，可补益受损的体质，防治产后病症，帮助产妇早日恢复健康，维持新生儿的生长发育。

3.2 产后饮食原则

中国哺乳期妇女膳食指南提出了月子餐的饮食原则，具体如下。

（1）增加鱼、禽、蛋、瘦肉及海产品摄入。

（2）适当增饮奶类、多喝汤水。

（3）产褥期食物多样、不过量。

（4）忌烟酒，避免喝浓茶和咖啡。

（5）科学活动和锻炼，保持健康体重。

（6）注意饮食干稀搭配，荤素搭配，避免偏食，清淡适宜，易于消化。

🔍 相关链接：

月子妈妈的四大饮食原则

产后坐月子吃什么最好呢？营养专家根据产妇的身体情况，特别给出了月子期间的4大饮食原则，为了产后恢复更快，可以参照以下建议进行调养。据营养医生推荐，新妈妈产后饮食应以精、杂、稀、软为主要原则。

1. 精

精是指量不宜过多。产后过量的饮食除了能让产妇在孕期体重增加的基础上进一步肥胖外，对于产后的恢复并无益处。如果是母乳喂养婴儿，奶水很多，食量可以比孕期稍增，最多增加1/5的量；如果奶量正好够宝宝吃，则与孕期等量亦可；如果没有奶水或是不准备母乳喂养，食量和非孕期差不多就可以了。

2. 杂

杂是指食物品种多样化。产后饮食虽有讲究，但忌口不宜过，荤素搭配还是很重要的。进食的品种越丰富，营养越平衡和全面。除了明确对身体无益的，和吃后可能会过敏的食物外，荤素菜的品种应尽量丰富多样。

3. 稀

稀是指水分要多一些。乳汁的分泌是新妈妈产后水的需要量增加的原因之一，此外，产妇大多出汗较多，体表的水分挥发也大于平时。因此，产妇饮食中的水分可以多一点，如多喝汤、牛奶、粥等。

4. 软

软是指食物烧煮方式应以细软为主。产妇的饭要煮得软一点，少吃油炸的食物，少吃带壳坚硬的食物。因新妈妈产后由于体力透支，很多人会有牙齿松动的情况，过硬的食物一方面对牙齿不好，另外一方面也不利于消化吸收。

得太多吸收不了，不但浪费，而且容易引起消化不良。

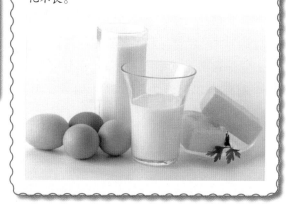

3.3 适合产妇的食物

产妇由于在生产过程中消耗大量的能量，产后大量出汗、恶露，也要损失一部分营养，并且马上又要哺乳婴儿，所以对产妇进行适当的营养补充是极为重要的。下面介绍几种适合给产妇进补的营养食物。

1. 鸡蛋

鸡蛋含蛋白质丰富并且利用率高，还含有卵磷脂、卵黄素及多种维生素和矿物质，其中含有的脂肪易被吸收，有助于产妇恢复体力，维护神经系统的健康。

鸡蛋可以做成煮鸡蛋、蛋花汤、蒸蛋羹或打在面汤里等，牛奶和鸡蛋一起食用效果更佳。

2. 红糖

红糖含铁量比白糖多1倍，含钙量比白糖多2倍，并含有胡萝卜素、维生素B、烟酸及微量元素锰和锌等，这些成分都是十分重要的营养素。

另外，红糖对于帮助子宫收缩，促进恶露排出有益处，在止血方面也有一定作用，对产后出血有抑制作用。

产妇在两餐之间饮用适量红糖水，对身体复原很有益处。但应注意的是，食用红糖不宜过量。

 金牌月嫂的妙招：

传统习俗中，产妇坐月子时，每天至少要吃8~10个鸡蛋，其实每日进食两三个即可，吃

 金牌月嫂的妙招：

一般饮用红糖水不能超过10天，时间过长将会增加血性恶露，并且在夏天会使产妇出汗更多而体内少盐。

3. 小米粥

小米中的维生素B、胡萝卜素、铁、锌、核黄素含量比一般的米、面高。可单煮小米或将其与大米合煮，有很好的滋补效果。

要注意小米粥不宜太稀薄，而且在产后也不能完全以小米为主食，以免缺乏其他营养。

4. 面汤

产妇在产褥期可多吃挂面汤或手工切面汤，加上两个鸡蛋或瘦肉丝，再配上适量的西红柿或其他青菜。这样既可为产妇补充营养，又有促进泌乳的功效，对母子均有益。

5. 牛奶

牛奶中含有丰富的蛋白质、钙、维生素A、维生素D，且易被人体吸收利用，有助于产妇健康的恢复以及乳汁分泌。产妇每日饮用牛奶250~500毫升为宜。

6. 芝麻

芝麻富含蛋白质、铁、钙、磷等营养成分，滋补身体，多吃可预防产后钙质流失及便秘，非常适合产妇食用。选用黑芝麻要比白芝麻更好。

7. 肉汤

肉汤味道鲜美，能增进食欲，且汤水多，可使乳汁分泌增多。牛肉汤、排骨汤、公鸡汤都可选用。最好用肉汤做面汤、蛋汤，这样营养更全面丰富。

8. 蔬菜

蔬菜含有丰富的维生素C和各种矿物质，有助于消化和排泄，能增加食欲。西芹纤维素含量很高，多吃可预防产妇便秘。胡萝卜含丰富的维生素A、维生素B、维生素C，是产妇的最佳菜肴。另外可多吃些黄豆芽、藕、海带、黄花菜。

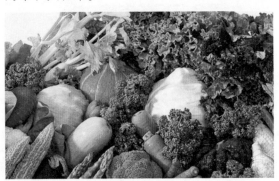

相关链接：

适合产妇食用的蔬菜

产妇在产褥期的食物应该多种多样，除多吃些肉、蛋、鱼等食品外，还要多吃一些蔬菜。据研究发现，产妇最好多吃以下一些蔬菜，这些食物有助于母子健康。

1. 黄豆芽

黄豆芽中蛋白质、维生素C、纤维素等成分含量丰富。蛋白质是构成细胞生长的主要原料，能修复生孩子时损伤的组织。维生素C能增加血管壁的弹性和韧性，能防止产后出血。纤维素有润肠通便的作用，能预防便秘的发生。

2. 海带

海带中含有丰富的矿物质，尤其是碘和铁含量丰富。碘是合成甲状腺素的主要原料，铁是制造血细胞的主要原料。产妇多吃这种蔬菜，能增加乳汁中碘和铁的含量，有利于新生儿的生长发育，防止呆小症的发生。

3. 莲藕

莲藕营养丰富，清淡爽口，含有丰富的淀粉、维生素和矿物质，可健脾益胃，润燥养阴，行血化瘀，清热生乳，是祛瘀生新的佳蔬良药。产妇多吃莲藕，能及早清除腹内积存的淤血，增进食欲，帮助消化，促使乳汁分泌，有利于对新生儿的喂养。

4. 莴笋

莴笋是春季的主要蔬菜之一，营养丰富，尤其富含钙、磷、铁，能助长骨骼，坚固牙齿，可清热、利尿、活血、通乳，尤其适合产后少尿及无乳的产妇食用。

5. 黄花菜

黄花菜营养丰富，味道鲜美，含有蛋白质、磷、铁、维生素A、维生素C，可消肿、利尿、解热、止痛、补血、健脑。产褥期产妇容易腹部疼痛、小便不利、面色苍白、睡眠不安。多吃黄花菜，对减缓以上症状有很好的帮助。

9. 水果

水果含维生素和矿物质较多，能帮助消化，促进排泄，增加乳汁分泌。水果不同于冷饮，不伤脾胃，也不会影响子宫收缩，产后吃水果有利于身体恢复和增加抗病能力以及分泌乳汁。

各类水果都可以吃，但由于此时产妇的消耗系统功能尚未完全恢复，不要吃得过多，每日可吃各种水果200~250克。冬天如果水果太凉，可以先在暖气上放一会儿或用热水烫一下再吃。

相关链接：

坐月子不能吃的水果

1. 冰镇水果

冰镇水果即是冷冻了比较久的水果，夏天大家都喜欢吃冰镇的水果，但是哺乳妈妈在吃水果时一定要吃常温的水果。从冰箱拿出来的水果要在室温环境下放半个小时再吃，否则哺乳妈妈吃多了冰冷食物容易导致宝宝拉肚子。

2. 凉性水果

水果有凉性和温性以及热性之分，夏天里的水果大部分是凉性水果，如香瓜、西瓜、甜瓜、梨、奇异果、芒果、柚子等。凉性水果吃多了容易导致消化不良，如果哺乳妈妈过量食用西瓜等凉性水果，也容易导致宝宝腹泻。

3. 热性水果

夏天过量食用热性水果容易上火，哺乳期的妈妈不能多吃热性水果。比如山楂、樱桃、石榴、荔枝等。

10. 花生

花生能养血止血，可治疗贫血、出血症，具有滋养作用。

11. 红枣、红小豆等红色食品

此类食品富含铁、钙等，可提高血色素，帮助产妇补血、祛寒。但要注意红糖是粗制糖，杂质较多，食用时应将其煮沸。

12. 鱼

鱼类营养丰富，通脉催乳，味道鲜美。首选鲫鱼和鲤鱼，可清蒸、红烧或炖汤。鲤鱼富含蛋白质、钙、磷、铁和B族维生素等。研究表明，鲤鱼能促进子宫收缩，去除恶露，还有滋补、健胃、利水、利尿、消肿、通乳、清热解毒等功效，是产妇身体康复和催乳的理想食物。

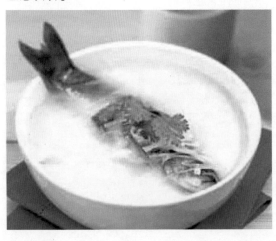

13. 汤品

此外，也可多食用一些炖汤类食品，如：

猪蹄炖黄豆汤是传统的下奶食品，猪蹄能补血通乳，可治疗产后缺乳症。营养丰富，易消化吸收，可以促进食欲及乳汁的分泌，帮助产妇恢复身体。

莲藕排骨汤可治疗月子期间的贫血症状，莲藕具有缓解神经紧张的作用。将不同品种的汤轮换着吃，对产妇产后身体的恢复大有裨益。

3.4 产后饮食禁忌

产妇由于分娩消耗大量体力，分娩后体内激素水平大大下降，新生儿和胎盘的娩出，都使得产妇代谢降低，体质大多从内热到虚寒。因此，产后饮食要特别注意下表所示的几点。

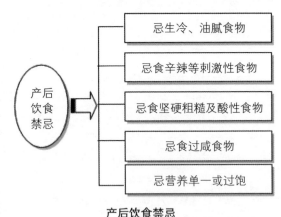

产后饮食禁忌 → 忌生冷、油腻食物 / 忌食辛辣等刺激性食物 / 忌食坚硬粗糙及酸性食物 / 忌食过咸食物 / 忌营养单一或过饱

产后饮食禁忌

1. 忌生冷、油腻食物

由于产后胃肠蠕动较弱，故过于油腻的食物如肥肉、板油、花生仁等应尽量少食以

免引起消化不良。

如夏季分娩，产妇大多想吃些生冷食物，如冰淇淋、冰镇饮料和拌凉菜、凉饭等，这些生冷食物容易损伤脾胃，不利恶露排出。

2. 忌食辛辣等刺激性食物

韭菜、大蒜、辣椒、胡椒等可影响产妇胃肠功能，引发产妇内热，口舌生疮，并可造成大便秘结或痔疮发作。

3. 忌食坚硬粗糙及酸性食物

产妇身体虚弱，运动量小，如吃硬食或油炸食物，容易造成消化不良，还会损伤牙齿使产妇日后留下牙齿易于酸痛的遗患。

4. 忌食过咸食物

因咸食中含盐较多，可引起产妇体内水钠潴留，易造成水肿，并易诱发高血压病。但也不可忌盐，因产后尿多、汗多，排出盐分也增多，需要补充一定量的盐。

5. 忌营养单一或过饱

产妇不能挑食、偏食，要做到食物多样化，

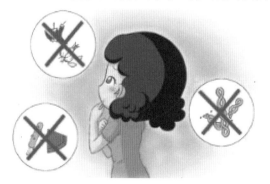

粗细、荤素搭配，广而食之，合理营养。由于产妇胃肠功能较弱，过饱不仅会影响胃口，还会妨碍消化功能。因此，产妇要做到少食多餐，每日可由平时3餐增至5~6餐。

6. 哺乳者禁食大麦及其制品

大麦芽、麦乳精、麦芽糖等食物有回乳作用，故产后哺乳期应忌食。

7. 产后忌喝高脂肪的浓汤

喝高脂肪的浓汤易影响食欲和体形。同时，高脂肪饮食也会增加乳汁中的脂肪含量，使新生儿不能耐受和吸收而引起腹泻。因此，产妇宜喝些低脂肪、有营养的荤汤和素汤，如鱼汤、蔬菜汤、面汤等，以满足母婴对各种营养素的需要。

3.5 月子营养配餐原则

产妇刚生完孩子是很虚的，不能一味的进补，要分阶段、分个体情况一边调理一边进补。

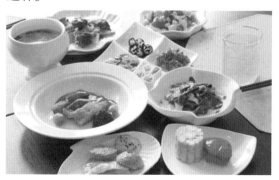

月子餐要针对产妇的不同阶段来满足产妇的不同需求。具体原则如下。

1. 第一阶段（1~2周）

排净恶露、愈合伤口（排净各种代谢废物及瘀血等、使分娩过程中造成的撕裂损伤愈合）。

2. 第二阶段（3~4周）

修复组织、调理脏器（修复怀孕期间承受巨大压力的各个组织器官）。

3. 第三阶段（5~6周）

增强体质、滋补元气（调整人体内环境、增强体质、使机体尽量恢复到健康状态）。

4. 第四阶段（7~8周）

健体修身、美容养颜（进一步调整产后的健康状况、净化机体、增强免疫力）。

同时还要根据个体差异、南北口味等做到平衡膳食、合理营养。

共分四周、三阶段为产妇调养体质、每一阶段所调配的餐点有其不同的功效。

月嫂可将产妇每日膳食分为五餐，具体如下表所示。

月子每日营养餐

餐数	时间	食谱
早餐	8:00	粥、点心
午餐	11:00	两荤一素一汤 + 主食 + 水果（后两周）
下午茶	15:00	点心、炖品

续 表

餐数	时间	食谱
晚餐	19:00	两荤一素一汤 + 主食 + 水果（后两周）
宵夜	22:00	一汤

3.6 剖宫产产妇饮食护理

与顺产的产妇相比，剖宫产的产妇在饮食上的注意事项就更多了，既要考虑到术后排气、又要顾及母乳质量、还要想到如何促进腹部伤口愈合。

1. 产后六小时禁食

产后 6 小时是实行剖宫产的产妇的禁食时间。剖宫产是一项需要半身麻醉的手术，术前术后饮食都有可能导致产妇发生呕吐的情况。而由于术中肠道运动也被麻醉了，肠腔内有积气，易造成术后的腹胀感。

6 小时后宜服用一些排气类食物（如萝卜汤等），以增强肠蠕动，促进排气，减少腹胀，

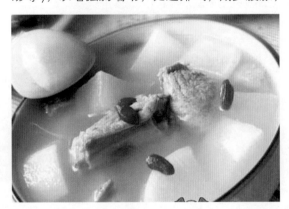

并使大小便通畅。易发酵产气多的食物，如糖类、黄豆、豆浆、淀粉等，产妇也要少吃或不吃，以防腹胀。

2. 宜饮汤和粥

对于肠胃功能刚刚恢复的剖宫产产妇而言，米饭和粗硬的食物必定不是肠胃喜欢的，而容易消化的粥和汤类就会受到肠胃的青睐。如红糖水（恶露不多的时候可以喝）、鲫鱼汤、猪蹄汤、排骨汤等，但须汤、肉同吃。

如果剖宫产产妇有乳腺不通的状况，就不应该喝会增加奶水的汤剂。

3. 饮食要富含蛋白质

蛋白质的来源有很多，大体可以分为三类：动物类、植物类和奶类。月嫂应该将这三种蛋白质互相搭配，取长补短，以提高产妇对蛋白质的吸收率。

 金牌月嫂的妙招：

蛋白质虽好，但无须过量，那样会加重肝肾负担，反而对身体不利，每天摄入 95 克即可。

4. 促进伤口愈合的食品

由于剖宫产会导致腹肌和子宫出现伤口。所以剖宫产后产妇在饮食上还需要注意多吃一些可以促进伤口愈合的食品。

较为常见的十大促进伤口愈合的食品有乳鸽、虹鳟鱼、海带、苦瓜、黑木耳、西红柿、

蜂蜜、猪蹄、黑豆。

5. 滋补品要靠边站，酸辣食物不宜吃

剖宫产术前术后都不宜食用滋补品，比如人参、鹿茸、冬虫夏草和鱿鱼等食品。因为人参类滋补品具有强心和兴奋作用。鱿鱼体内含有丰富的有机酸物质——EPA，它能抑制血小板凝集，不利于术后止血与创口愈合。

酸辣食物会刺激产妇虚弱的胃肠而引起诸多不适；吃过多甜食不仅会影响食欲，还可能使热量过剩而转化为脂肪，引起身体肥胖。

3.7 制作月子餐

月子期的将养措施多种多样，其中最重要的一条是加强饮食营养。

1. 第一周（1~7天）——代谢排毒周

目的是排除体内的废血（恶露）、废水、废气及陈旧废物。此周的食谱如下表所示。

第一周食谱

类别	菜单	功效
月子主菜	麻油猪肝、麻油猪心	破血，将子宫内的血块打散以利排出。
时鲜鱼类	水煮鲈鱼（乌仔鱼、小黄鱼）、爆熘鱼片、鲜鱼汤	本周选择肉质温和且松软的鱼类、调养产妇尚未完全恢复的消化及吸收功能、同时补充养分、剖宫产可补伤口。
其他可选菜	芹菜牛肉丝、菠萝鸡片、青椒肉片	要少量，起调节口味、开胃口作用。

续 表

类别	菜单	功效
养生饭	薏仁饭	谷类均衡营养，同时补充每日所需热量
养生粥	甜糯米粥、胡萝卜小米粥	调整产妇肠蠕动功能，提升下垂的肠胃及防止胃肠下垂，同时预防便秘
甜汤类	红豆汤	强心利尿消水肿，将产后体内多余水分完全排出体外，以防止水分残留在体内转化成脂肪
水果	无	为避免水分及糖分摄取过多而不易减重，本周不提供水果
生化汤	每天3次、每次1袋，加热后于早、中、晚餐前食用一次	养血祛瘀、温经止痛、促进子宫恢复
饮料	白开水	20~25℃的白开水2500毫升

💡 金牌月嫂的妙招：

　　产后最初几天，产妇似乎对"吃"提不起兴趣。因为身体虚弱，胃口很差。如果盲目地补，只会适得其反。所以，在产后第1周里，适宜清淡的饮食。

　　本阶段的重点是开胃而不是滋补，新妈妈胃口好，才能食之有味，吸收才能好。

水煮鲈鱼

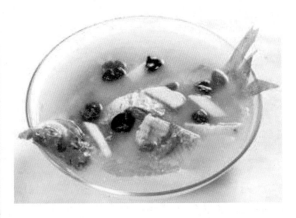

材料：

鲈鱼1条（约150克），带皮老姜15克，纯胡麻油60毫升，米酒水500毫升。

做法：

鱼洗净，老姜刷干净，连皮一起切成薄片；将麻油倒入锅内，用大火烧热；放入老姜，转小火，爆香至姜片的两面均"皱"起来，呈褐色，但不焦黑；转大火，加入鱼，煎鱼块，并加米酒水煮开，加盖转小火再煮到鱼汤变白即可、一般五分钟后熄火即可食用。

功效：

鲈鱼可治胎动不安、少乳症。产妇吃鲈鱼是一种既补身、又不会造成营养过剩而导致肥胖的营养食物。

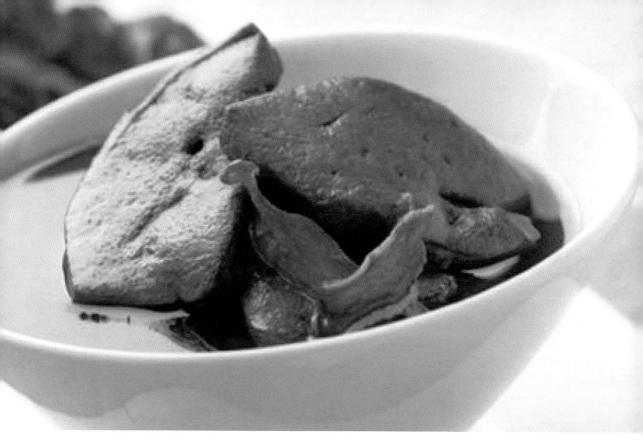

麻油猪肝

材料：

猪肝四两，麻油三大匙，老姜片 8~10 片，米酒 300 毫升。

做法：

猪肝切成约半公分厚的片状，姜片以麻油爆香，放入猪肝煎八分熟，煎熟的猪肝先沥干油分捞起，将米酒倒入煮沸约五分钟（如是剖宫产生产者，必须以小火煮到米酒量剩约一半），再将刚刚捞起的猪肝放进酒汁里煮约一分钟，即可趁热吃。

功效：

破血，将子宫内的血块打散以利排出。收缩子宫、骨盆腔。

芹菜牛肉丝

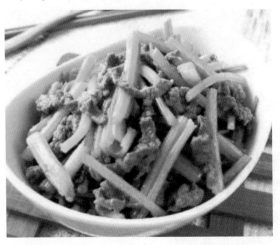

材料：

牛肉150克，芹菜2棵，酱油、水淀粉、白糖、盐、葱末、姜丝各适量。

做法：

牛肉洗干净，切成细丝，加酱油、水淀粉腌制1小时左右；芹菜去叶、根，洗净，切段；热锅放油，下姜末和葱丝煸香后，加入腌好的牛肉丝和芹菜段翻炒，可适当加一点油水；最后放入适量盐和白糖，出锅即可。

功效：

此菜具有益气、补血的功效，牛肉和芹菜都含有丰富的铁质，非常适合产后贫血的产妇食用，而且其鲜嫩的颜色也能让产妇胃口大开。

甜糯米粥

材料：

糯米150克，桂圆（龙眼）肉100克，米酒水2000毫升，红糖200克。

做法：

将糯米与桂圆肉放入米酒水、加盖泡8小时。将已泡过的材料以大火煮滚后、加盖改以小火煮1小时。熄火、加入红糖搅拌后即可食用。

功效：

促进肠蠕动、防止胃肠的下垂，更有预防便秘的效果。但糯米较难消化，不可一次吃太多。

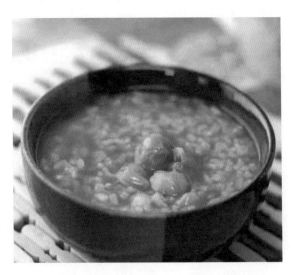

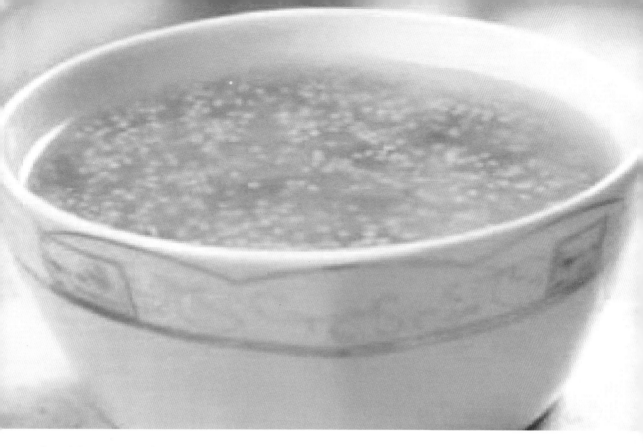

胡萝卜小米粥

材料：

胡萝卜半根，小米适量。

做法：

小米淘洗干净；胡萝卜洗净，切丁；将小米和胡萝卜放入锅中，加适量清水，大火煮沸，然后转小火煮至胡萝卜绵软，小米开花即可。

功效：

小米熬粥营养价值丰富，有"代参汤"之美称，与胡萝卜同食，可滋阴养血。同时，胡萝卜和小米同煮后特有的甜香能令没有食欲的产妇胃口好转。

生化汤

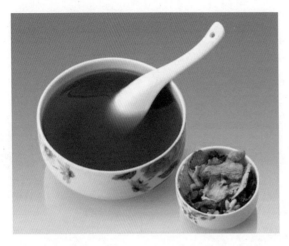

材料：

当归(全)40克，川芎30克，桃仁(去心)25克，烤老姜25克，炙苹(蜜甘草)25克。

做法：

米酒水(煮过、已挥发掉酒精)700毫升，加入药料，慢火加盖煮1小时左右，约剩200毫升。这是第1次，药酒倒出，备用；第2次再加入米酒水350毫升，和第1次煮法相同，约剩100毫升；将第1次和第2次的药酒加在一起共300毫升拌匀；1日内分3次以上喝完(可放在保温壶内，当茶喝，1次1口，分数次喝完)。

功效：

活血化淤、排除恶露、收缩子宫。

2.第二周（8~14天）——收缩内脏周

此周目的是收缩子宫与骨盆腔、着重腰骨复原、骨盆腔复旧，促进新陈代谢、预防腰酸背痛、产后瘦身。

进入月子的第二周，剖宫产妇的伤口基本上愈合了，经过上一周的精心调理，胃口应该明显好转。这时可以开始尽量多食补血食物，调理气血。

此周的食谱如下表所示。

第二周食谱

类别	菜单	功效
月子主餐	麻油猪腰、杜仲猪腰	破血，将子宫内的血块打散、以利排出，调养腰酸背痛，促进收缩骨盆腔及子宫，有助于产妇新陈代谢
时鲜鱼类	清蒸鲈鱼、鳕鱼、乌仔鱼、小黄鱼、爆熘鱼片、枸杞红枣蒸鲫鱼	本周选择肉质温和且松软的鱼类，调养产妇尚未完全恢复的消化及吸收功能，同时补充养分，剖宫产可补伤口
其他可选菜	发菜素鸡丝、干贝芦笋	少量，起调节口味、开胃口作用
养生饭	薏仁饭、油饭、甜糯米饭	谷类均衡营养，同时补充每日所需热量
养生粥	甜糯米粥、山楂粥、龙眼肉煮粥、四神粥	调整产妇肠蠕动功能、提升下垂的肠胃及防止胃肠下垂、同时预防便秘

续 表

类别	菜单	功效
甜汤类	红豆汤、番瓜绿豆汤	强心利尿消水肿，将产后体内多余水分完全排出体外，以防止水分残留体内转化成脂肪
汤类	阿胶猪肉汤、鲜鱼汤、生姜甜醋猪脚汤	富含胶质、促进乳汁分泌、提供新生儿足够的养分（母乳喂养者适用）
蛋类	观音串茶或止渴液	补充蛋白质
蔬菜	红色蔬菜如红萝卜或红苋菜	提供纤维质、促进消化、预防便秘、补血
水果	无	为避免水分及糖分摄取过多而不易减重，本周不提供水果。
饮料	白开水	20~25摄氏度温开水

🔖 金牌月嫂的妙招：

本周饮食虽然仍然以清淡为主，但也可以适当地选择一些进补的食物，以滋补肠胃，促进恢复，可以适当有选择地进行营养的补充。

杜仲猪腰

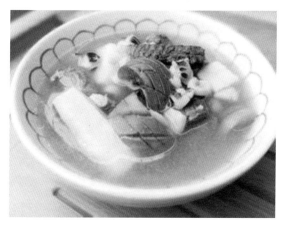

材料：

猪腰一付（即两个），杜仲粉3钱❶，姜片、麻油、米酒各适量。

做法：

猪腰洗净、切成小片；热锅入麻油及姜片爆香然后入猪腰大火快炒、并加入米酒续煮约一分钟；起锅前加入杜仲粉拌匀即可。

功效：

杜仲有补益腰肾、滋润肝脏、强壮筋骨的功效，有利于骨盆的恢复。第8天起可开始吃，一天的分量为3钱，可装入胶囊中、或磨成粉状与炒腰子同食。顺产者吃1周即可，剖宫产者可吃2~3周。

❶ 钱，重量单位，1钱（市制）=5克。

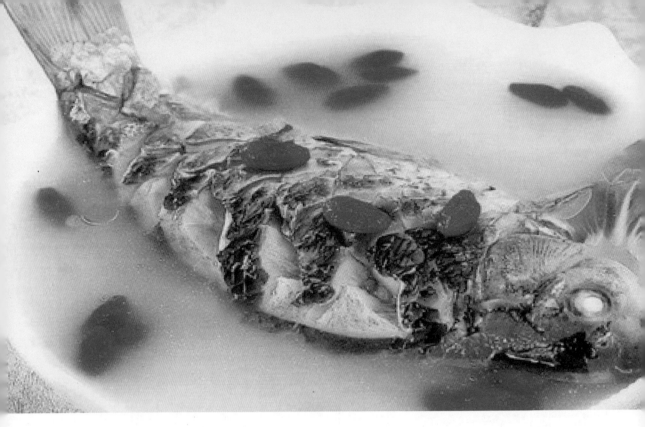

枸杞红枣蒸鲫鱼

材料：

鲫鱼 1 条，枸杞子 15 粒，红枣 2~3 颗，葱姜汁、盐、清汤、醋各适量。

做法：

将鲫鱼去鳞、鳃及内脏，洗干净，用开水烫一下，再用温水冲过；鲫鱼腹中放入红枣，再将鲫鱼放入汤盘内，倒进枸杞子、醋、清汤、葱姜汁，撒入适量盐；把汤盘入蒸锅内蒸 20 分钟左右即可。

功效：

鲫鱼不仅通乳效果明显，而且肉质细嫩，对产妇补虚养身也有很好的效果，搭配红枣和枸杞子，还有很好的补血养肝作用。

生姜甜醋猪蹄汤

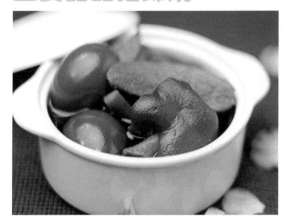

材料：

猪蹄 1 只（斩件），冰糖 1 小块，生姜 250 克，甜醋适量。

做法：

猪蹄去毛后斩件，用沸水煮 5 分钟；将生姜刮皮、拍裂，连同猪蹄放入瓦煲中，加醋；煮沸后，改用文火煲 2 小时，下冰糖调味即成。

功效：

产后血虚、食欲减退、手脚冰冷，用生姜、甜醋煲猪蹄汤饮用，可增进食欲，兼能健胃散寒、温经补血，是产妇最佳滋补汤水。

四神粥

材料：

莲子 5 钱，芡实 4 钱，薏仁 1 两，新鲜山药 1 两半❶。

做法：

莲子、芡实、薏仁水洗净后浸泡 2 小时；茯苓捣碎磨成细粉状，莲子、芡实、薏仁可先以电锅炖煮熟软；加入切小块的新鲜山药及茯苓粉末，边煮边搅拌，待山药熟软即可。

功效：

可以改善消化系统、强健脾胃，促进食欲及增强免疫力，肠胃不适者特别有效。

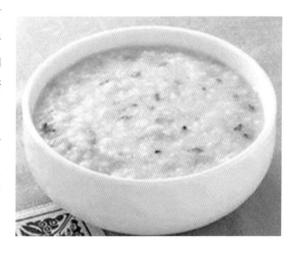

❶ 两，重量单位，1 两 =50 克。

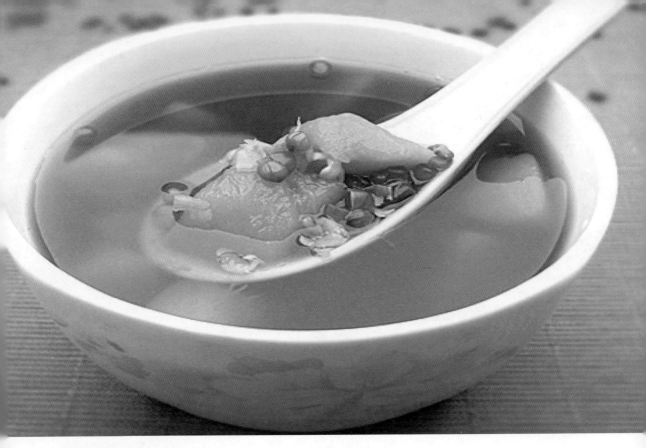

番瓜绿豆汤

材料：

番瓜 450 克，绿豆 200 克，薏米 30 克，米酒水、红糖各适量。

做法：

将番瓜洗净、去瓤、籽后切成块；将番瓜块与洗净的绿豆、薏米同时放入锅中，加米酒水适量，用大火烧开后转用小火慢炖至绿豆酥烂，加入红糖调味即成。

功效：

绿豆具有清热解毒，消暑除烦，止渴健胃，利水消肿之功效；与南瓜同煮，可清热解暑、利尿通淋，非常适合于夏季产妇饮用。

甜糯米饭

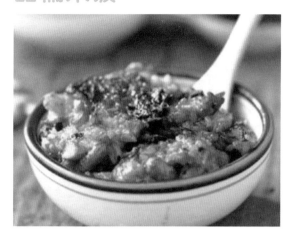

材料：

圆糯米、桂圆肉、枸杞、葡萄干，砂糖、黑麻油、米酒各少许。

做法：

将圆糯米洗净，桂圆肉切小片备用；然后所有材料入锅，再加入米酒，一起蒸熟；最后，拌入砂糖和黑麻油调匀，趁热食用即可。

功效：

产后第二周，产妇可以以糯米为主食，若加上酒和桂圆肉、葡萄干等含铁质较高的食物，不但会增加香味，而且还可以补充生产时所消耗的铁质（血液大量流失）。

3. 第三周（15~30 天满月）——滋补进养周

此周的目的是补充营养、调养体力、补血、理气、预防老化，帮助女性恢复肌肤的光滑与弹性。

经过第一周的"排泄"及第二周的"收缩"后，第三周起可以开始吃培养产后体力最佳的调养品和进行催奶。

此周食谱如下表所示。

第三周食谱

类别	菜单	功效
月子主食	麻油鸡、腰果鸡丁、清蒸大虾、栗子鸡、茯苓莲子鸡、麻油虾、当归黄芪鸡、黄酒蒸虾、花生炖猪脚	补充蛋白质、补气、补血、增加产妇体力及抵抗力
时鲜鱼类	枸杞蒸鲈鱼、西芹炒鱼片、糖醋鱼片、木瓜烧带鱼	选择黑色、红色的鱼类补充养分，剖宫产可补伤口
其他可选菜	青豆虾仁、丝瓜虾仁、芦笋炒虾仁、肉丸花菜、红椒腰果炒鸡丁、鸡胗炒肉片、香菇炒牛柳、冬菇鸡翅、金针鳝背、芝麻小白菜、海米炒豆芽、马铃薯烧牛肉、糖醋卷心菜、香菇烩豆腐	荤素搭配、全面均衡营养，时鲜蔬菜根据季节调整，提供纤维质、促进消化、预防便秘
养生饭	薏仁饭、五谷杂粮饭、油饭、紫米饭	谷类均衡营养，同时补充每日所需热量
养生粥	地瓜粥、瘦肉粥、红豆米枣粥、花生大米粥、干贝鱼片粥、桂圆粥、鹌鹑粥、四神粥、粳米红枣粥	调整产妇肠蠕动功能，提升下垂的肠胃及防止胃肠下垂，同时预防便秘

续 表

类别	菜单	功效
汤类	昂子鱼汤、猪蹄茭白汤、玉米排骨汤、通草鲫鱼汤、冬瓜奶汁鲫鱼汤、当归牛腩汤、乌鸡白凤尾菇汤、当归牛腩汤、火腿冬瓜汤	富含胶质，促进乳汁分泌、提供新生儿足够的养分（母乳喂养者适用）
甜汤类	红豆汤、番瓜绿豆汤	强心利尿消水肿、将产后体内多余水分排出体外、防止水分残留转化脂肪
水果	苹果、猕猴桃、梨、橙、草莓、葡萄等	属性温和类时令水果轮替更换
饮料	白开水	20～25 摄氏度温开水

金牌月嫂的妙招：

第三周开始至哺乳期结束菜谱以品种丰富、营养全面为主。月子以后对米酒、胡麻油的要求不再严格、可以清水、低脂肪油类配合使用，根据体质适当配合药材制成药膳更可以帮助产妇康复和母乳通畅。

麻油鸡

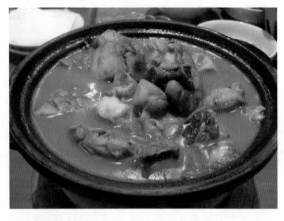

材料：

鸡1只，带皮老姜、米酒水、纯麻油各适量。

做法：

鸡去内脏与爪，鸡肉洗净，切块，老姜刷干净、连皮一起切成薄片；将麻油倒入锅内、用大火烧热；放入老姜、转小火、爆香至姜片的两面均"皱"起来、呈褐色、但不焦黑；转大火、将切块的全鸡放入锅中炒、直到鸡肉约七分熟；将已备好的米酒水由锅的四周往中间淋、全部倒入后，盖锅煮、酒水沸腾后即转为小火，再煮上 30～40 分钟即可。

功效：

麻油鸡具有滋阴补血，驱寒除湿，最适合生产后妇女食用，有利于促进母乳的排出和母体的健康。

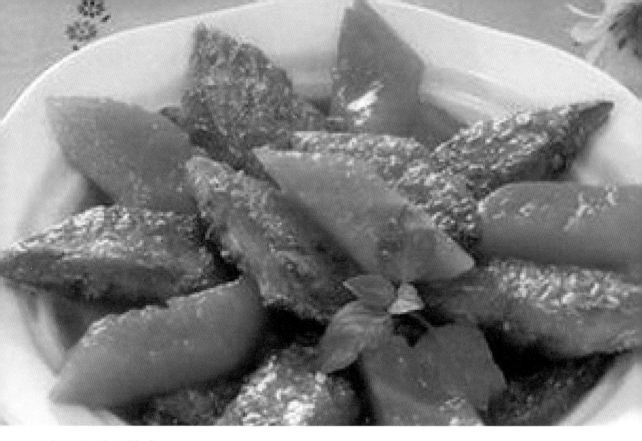

木瓜烧带鱼

材料：

鲜带鱼 350 克，生木瓜 400 克，葱段、姜片、醋、精盐、酱油、米酒、味精各适量。

做法：

将带鱼去鳃、内脏，洗净、切成 3 厘米长的段；生木瓜洗净、削去瓜核、切成 3 厘米长的段、2 厘米厚的块；砂锅置火上，加入适量清水、带鱼、木瓜块、葱段、姜片、醋、精盐、酱油、米酒，烧至熟时，放入味精即成。

功效：

此菜具有养阴、补虚、通乳作用。适于产后乳汁缺乏者食用。

马铃薯烧牛肉

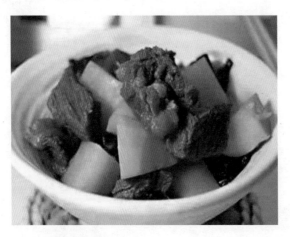

材料：

牛肉 500 克，马铃薯 300 克，葱、姜、米酒水各适量。

做法：

将牛肉切成约 30 厘米见方的块，马铃薯去皮切成滚刀快；炒锅置旺火上，下油烧热，放葱、姜、牛肉块炒香，加盐、酱油略炒；加米酒水（与牛肉相平），旺火烧熟，撇去浮沫；改用小火焖至快烂时，加糖、马铃薯，继续焖至牛肉软烂即可。

功效：

本品特别适合气血虚弱体质、病后虚弱、术后调养、妇女产后食用。

鲫鱼通草汤

材料：

鲫鱼 500 克，通草 6 克，二者共煮。

做法：

鲫鱼去鳞去鳃及内脏，洗净后悬挂晾干（或者用厨房纸擦干）；再用麻油炸至两面金黄；汤煲里面加入姜片、通草，放入鲫鱼后再加 500 毫升水；大火烧开后，小火炖至汤色发白，吃前根据口味放适量盐即可。

功效：

鲫鱼能和中补虚、渗湿利水、温中下气、有消肿胀、利水、通乳的功效，一般煮汤淡食效佳，不可煎炸食之。适合于乳房发胀而乳汁不通的产妇食用。

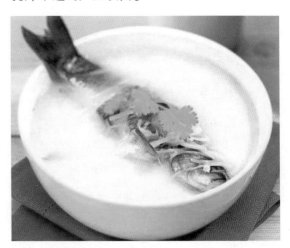

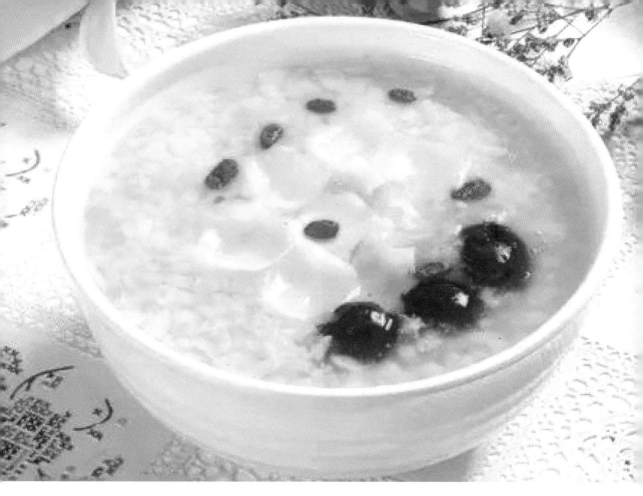

粳米红枣粥

材料：

粳米 100 克，红枣 20 枚，米 30 克。

做法：

将米淘净，放盛器内，加冰糖、红枣，煮成粥即可。

功效：

健脾、补血，适合面色偏差产妇。

五谷杂粮饭

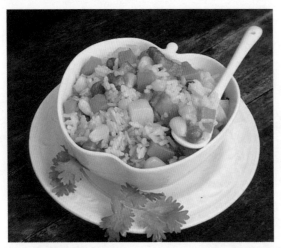

材料：

大米、燕麦片、小米、玉米、土豆、胡萝卜、五花肉、豌豆各适量。

做法：

豌豆洗净，玉米剥下颗粒，土豆、胡萝卜去皮切成小丁；五花肉洗净切成小条放入锅中，小火煸出油分至表面金黄；加入少许生抽上色；大米、小米、燕麦混合，淘洗干净，先加入平时煮饭的水量，再加入玉米、土豆、胡萝卜；加入煸香的五花肉，调入食盐，搅拌均匀，放入电饭锅里煮熟后，撒上适量葱花轻轻拌匀即可。

功效：

营养丰富。

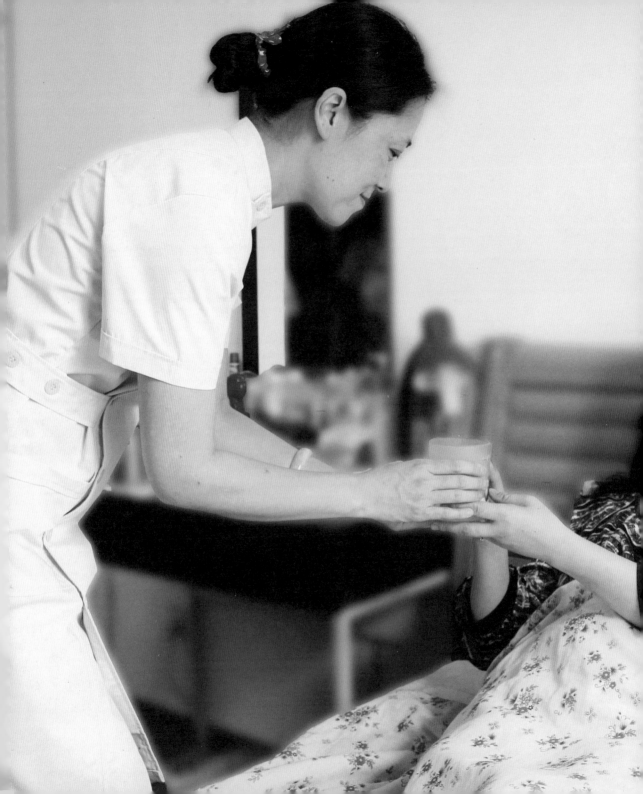

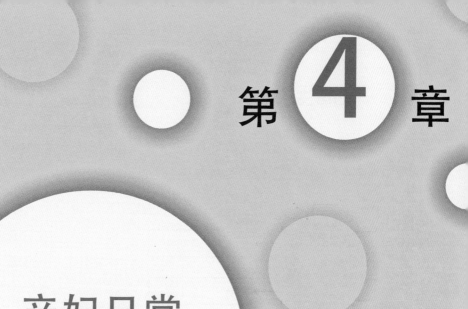

第 **4** 章

产妇日常
护理

4.1 产妇居住环境要求

产妇休养环境的好坏，直接影响产妇的情绪和身体健康的恢复，因此要为产妇营造一个舒适安静的休养环境。具体要求如下图所示。

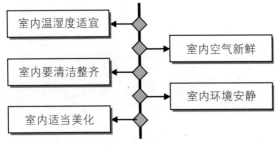

产妇休养的环境要求

1. 室内温湿度适宜

产妇室内冬天温度保持 18~25 摄氏度、湿度 50%~60%；夏天温度保持 22~26 摄氏度、湿度 50%~60%。

温度太低容易使产妇受凉，温度太高会使产妇感到头昏脑涨、精神不济，影响正常生活和休息。

50%~60% 的空气湿度产妇最适宜，若相对湿度太高，室内潮湿不仅会引起产妇感冒等疾病，还会引起消化功能失调、食欲降低，肢体关节酸痛、浮肿；湿度太低，产妇会出现口干舌燥、脱水等现象。

2. 室内空气新鲜

每天定时开窗通风 1~2 次，每次 30 分钟，这样有助于减少室内病原微生物的浓度和二氧化碳的浓度，减少感染的机会，预防疾病的发生。

新鲜的空气能促进血液循环、安抚神经；能刺激胃口和帮助食物消化；对睡眠也非常有帮助。

3. 室内要清洁整齐

产妇的房间要保持整洁卫生，产妇及婴儿的物品应分类整理放置。清洁整齐的环境不仅能使产妇心情愉悦，还有益于产妇精神与睡眠质量，对新生儿健康也非常有利。

4. 室内环境安静

产褥期应尽量减少亲友来访，避免频繁地探视刺激新生儿，引起新生儿的不安哭闹。安静的环境有助于产妇和新生儿的休息。

5. 室内适当美化

美观的环境能让产妇心情愉快，也有助于新生儿早期感觉功能的训练。但不要在室内放置香味过浓的鲜花和过多的绿色植物，以免影响产妇和新生儿的健康。

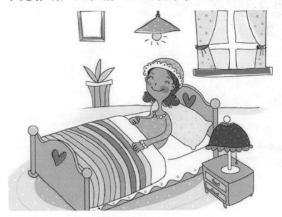

4.2 产妇居住房间清扫消毒

相对而言，产妇和婴儿的身体抵抗力都是比较弱的，所以，在坐月子期间，室内的环境卫生很重要，稍有不慎可能导致产妇受到疾病的侵扰，从而影响到母婴的身体健康。所以，坐月子期间的室内清洁消毒工作是非常重要的。

最好是在产妇生产后回家之前的两三天，将坐月子的房间打扫干净。然后每隔一周进行打扫。具体打扫方法如下图所示。

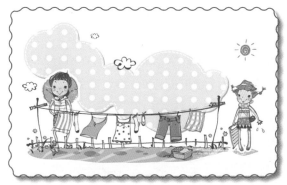

方法一	用 3% 的苏打水湿擦或喷洒地板、家具和 2 米以下的墙壁，并彻底通风 2 小时
方法二	产妇常用的生活用品也需要进行消毒，消毒的方法是拿到太阳下面晒 3~5 小时
方法三	保持卫生间的清洁卫生，要随时清除便池的污垢，排出臭气，以免污染室内空气
方法四	产妇及家人不可以在室内吸烟

产妇房间的清扫方法

由于产妇长时间待在房间，因此消毒时不能选用有刺鼻味道或工业用的消毒剂，最好是选用阳光或食醋、艾叶等熏蒸的方法消毒。

 金牌月嫂的妙招：

产妇的衣物、被子等用品要经常拿到有太阳的地方暴晒，太阳的紫外线可以起到杀菌作用。

4.3 产妇用品整理消毒

1. 产妇衣物

由于产妇生产后的乳汁、恶露、汗水等分泌物比较多，因此衣物需要每天更换清洗。若不及时更换衣物，容易滋生病菌细菌，产妇容易生病，不利于新生儿健康。

产妇的内衣需要单独手洗，并需用开水消毒。与其他人的衣服也要分开洗。

2. 物品消毒

产妇使用的物品需要通过高温蒸煮、沸水烫、太阳暴晒等方式进行消毒。

3. 物品整理

产妇和新生儿物品需要使用专用的柜子，物品需要分类定位摆放，不要和其他人共用一个柜子。

4. 床上用品

产妇的床上用品需每周换一次。在清洗

时，先把洗涤剂（勿使用含漂白剂成分的洗涤剂）放入水中完全溶解后，再放入物品。浸泡 30 分钟左右，水温不超过 40℃，浅色和深色面料分开浸泡和洗涤，避免染色。

相关链接：

产妇所用物品要求

1. 床

产妇睡床以软硬适中为宜，以在木板床上铺垫约 10 厘米厚的棉垫的软硬度为最佳。这个厚度的棉垫刚好适应人体表面曲线的需要，保持脊椎正常的生理弧度，对睡眠和健康都有益处。

床铺的高度一般 40~50 厘米为好，即略高过就寝者膝盖为好。

2. 床上用品

床上用品应按全棉、柔软、吸汗的标准选择。

枕头的高度宜控制在 6 公分左右，这样无论仰睡、侧睡都能保持颈部的正常生理弧度。

枕头宽度与肩宽成正比，应选用弹性佳、不因挤压而变形、可自然承受头颈部重量、透气性好的枕头。

3. 服装

应选用宽大舒适、全棉、吸汗、透气性好、浅颜色的服装。

不宜长期只穿拖鞋，应穿软底的布鞋或月子鞋。

文胸应选用透气性好、全棉材质的。

4. 牙刷

产妇用的牙刷应以软毛为佳。

4.4 产妇睡眠护理

月子里面的睡眠和休息，对于一个产妇来讲是非常重要的，只有休息好了，才能有足够的精力和精神来照顾宝宝。

但在月子里，有很多产妇睡眠质量都非常差。

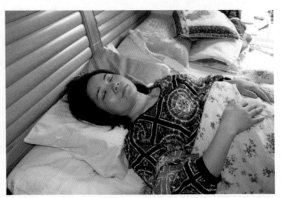

据统计，大约有一半以上的新妈妈在月子里会出现情绪低落、头痛、易怒等症状，而这些症状则严重影响了新妈妈睡眠质量。

1. 产妇正常睡眠

产妇最好每天睡 8~10 小时，因夜间要哺乳所以白天需适量补睡，但是白天不要睡的时间过长，否则会影响夜间睡眠。

2. 异常睡眠

产妇异常睡眠有以下三种情况。

（1）入睡困难：很瞌睡但躺在床上睡不着。

（2）睡眠轻：夜间容易醒，稍有动静都会醒过来，睡眠不踏实；白天犯困，不管晚上多早睡觉，第二天都会觉得精神不佳。

（3）失眠：睡不着。

3. 异常睡眠调理

如果产妇出现异常睡眠，可按下图所示的方式进行调理。

● 安静入睡

睡觉前不做过多的劳动活动，不看刺激的电视剧。可在洗澡后看看书、听听音乐，做些使人放松的事情

● 睡前小食

睡前可以适量地进食低脂肪、清淡的食物，但在睡觉前的 3 个小时内不要吃得太多，睡前 40 分钟可喝一杯温开水

● 睡前不锻炼

睡觉前进行锻炼会造成产妇过于兴奋，身体温度过高，以至于难以入睡。尽量把锻炼时间安排在白天

● 白天不宜睡的过多

如果白天睡眠时间超过 3 小时，会影响夜间睡眠，可在白天午睡 30~45 分钟，具体可根据晚上睡眠情况而定

产妇睡眠调理方式

相关链接：

提高产妇睡眠质量的小细节

1. 睡前不吃甜食

甜食很容易让人感到激动、兴奋，因此新

妈妈在睡觉之前最好不要吃巧克力、甜点及喝饮料等。新妈妈可以喝一点白粥或红酒以起到暖身、暖胃、催眠的功效。

2. 调整好卧室光线

卧室的灯光对睡眠也很重要，舒适的灯光可以调节新妈妈的情绪而有助于睡眠。新妈妈可以为自己营造一个温馨、舒适的月子环境，在睡前将卧室中的其他灯都关掉而只保留一个台灯或壁灯，灯光最好采用暖色调，其中暖黄色效果会比较好。

3. 睡前放松

睡前半小时里做点轻松的事情，譬如看看书、听听音乐、做做按摩、敷一片面膜，这都是可以使身心放松的方法，而且更利于睡眠。

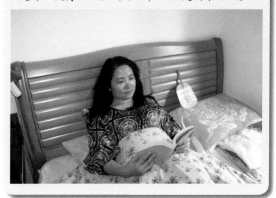

4. 睡觉姿势

产妇的卧姿没有特别的规定，以经常地自由变换体位为佳。若身体无异常情况，在产后的第二天便可开始俯卧，每天 1~2 次，每次 15~20 分钟，便于子宫恢复原来的前倾屈位。

（1）顺产睡姿。顺产的产妇，睡姿左侧右侧有讲究。自然分娩的新妈妈在会阴部有切口，如果切口在左侧应当向右侧睡，如果切口在右侧就应向左侧睡，这是为了防止切口受到压迫。

 金牌月嫂的妙招：

可建议新妈妈以一种最佳卧姿为主，同时注意其他姿势的交替进行，这样才能达到最佳效果。

（2）剖宫产睡姿。对部宫产的产妇，6小时前后不一样。

6小时前，新妈妈术后回到病房，需要头偏向一侧、去枕平卧6个小时。原因在于大多数剖宫产选用硬脊膜外腔麻醉，头偏向一侧可以预防呕吐物的误吸，去枕平卧则可以预防头痛。

6个小时以后，可以垫上枕头，并应该鼓励产妇进行翻身，以变换不同的体位。采取半卧位的姿势较平卧更有好处，这样可以减轻身体移动时对伤口的震动和牵拉痛，会觉得舒服一些。同时，半卧位还可使子宫腔内积血流向后穹隆，以防止子宫腔内积血渗入到腹腔内。对新妈妈而言，半卧位的程度，一般使身体和床成20~30度左右为宜，可用摇床，或者垫上被褥即可。

4.5 产妇饮水护理

人体的血液含水90%以上，心、肝、肺、肾含水70%以上，骨头中也含20%的水，人体需要的5%~20%的微量元素也是从水中获得，水能够构成组织、运送营养和废物，促进消化、调节体温、滋润皮肤、消除疲劳。

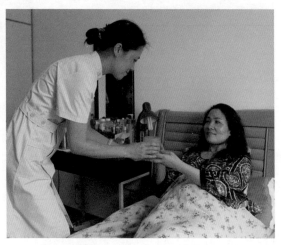

1. 产妇喝水量

一般来说，产妇每天要饮水量应在1500~2500毫升的范围内。

2. 产妇喝水注意事项

（1）不能口渴后才喝。

（2）不能以饮料、茶水、汤水等代替饮水量。

（3）睡前少喝、睡后多喝。

（4）喝温开水，不喝生水。

（5）要喝新鲜开水，不喝放置过久的开水。

（6）建议母乳后喝一杯水，可以增加泌乳量。

相关链接：

月子里该不该喝水？

月子里该不该喝水？当然应该！孕期由于营养胎儿的需要，女性体内血容量大大超过未孕时，分娩后机体会通过许多方式，恢复到正常的血容量，所以产妇生产后往往尿量、汗液很多，但不代表坐月子就要减少喝水。由于生产过程中大量出汗，并有一定量的出血，这都需要通过喝水来实现体液平衡与排尿功能。

其次，产后喝水还能促进代谢与排毒；增强肠胃蠕动防止便秘；帮助产奶为宝贝储备母乳；促进多余脂肪燃烧；避免产后水肿等。

温开水老少咸宜，产妇同样适合，可作为首选。但注意不宜喝凉开水，否则寒凝气阻，容易气血不畅，还可能导致淤血和浊邪无法顺利排出，损害身体。

另外建议产妇在饮食中多点汤汤水水，让每日饮水经由食物自然地让身体吸收，可以在炖煮的汤品中加入专门坐月子的料理汤头，让身体在补充水分的同时，还能增加气血循环，迅速恢复体力。

4.6 产妇清洁卫生护理

作为一名专业的月嫂，要注意产妇产褥期的卫生清洁问题，才能更好地护理产妇。关于产妇产褥期的护理和卫生指导，有以下几个方面。

1. 产妇外阴的清洁

产妇外阴的清洁包括清洗下身和保持会阴部清洁。

（1）清洗下身。应该每日清洗下身一次，产后恶露、分泌物等若不及时清洗，容易上行感染，引起妇科炎症。

清洗下身时，先将不锈钢或瓷质容器、纯棉毛巾开水煮烫，净手，准备温水（可加适量高锰酸钾）适量，用流水的方法冲洗，洗净后用毛巾擦干。

（2）保持会阴部清洁。用消毒会阴垫，保持会阴部清洁，预防感染。若伤口肿胀疼痛，可用 75% 的乙醇浸泡过的纱布湿敷，还可用 0.01% ~0.02%高锰酸钾水进行坐浴。

金牌月嫂的妙招：

可以将茶水（即泡茶将茶叶滤掉的茶水）放入适量的盐与药用酒精混合使用，来清洗阴部及肛门，有收敛的作用。

2. 指导产妇刷牙

产妇产后的刷牙与未妊娠前的刷牙有些不一样，月嫂须指导产妇，在刷牙时要注意下图所示的事项。

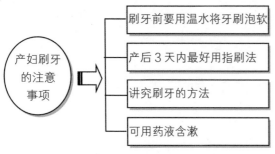

产妇刷牙的注意事项 → 刷牙前要用温水将牙刷泡软

产后 3 天内最好用指刷法

讲究刷牙的方法

可用药液含漱

产妇刷牙的注意事项

（1）刷牙前要用温水将牙刷泡软。每天早上和临睡前各刷一次。用餐后要漱口，如能用药液漱口最理想。饭后漱口和晚上刷牙后就不要再吃东西，特别不要吃甜食。若有吃宵夜的习惯，宵夜后再刷一次牙。

（2）产后 3 天内最好用指刷法。指刷有活血通络、坚齿固牙、避免牙齿松动的作用。具体操作方法如下。

将右手手指洗净，或用干净纱布缠住手指，再将牙膏挤于指上，犹如使用牙刷样来回上下揩拭，然后用食指按摩牙龈数遍。

（3）讲究刷牙的方法。不能"横冲直撞"，也不要横刷，要用竖刷法，顺序为上牙从上往下刷，下牙从下往上刷，咬合面上下来回刷，而且里里外外都要刷到，这样才能保持牙齿的清洁。

（4）可用药液含漱。用中草药水煎液或水浸泡以后，用药液漱口。如用陈皮 6 克、细辛 1 克，加沸水浸泡，待温后去渣含漱，能治口臭及牙龈肿痛。

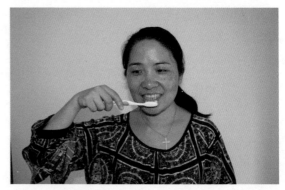

3. 指导产妇洗头

分娩过程中，产妇会大量出汗，而产后汗液也不少，头发和头皮容易黏附环境中的灰尘，变得很脏。同时，过多的油脂还会滋生真菌、细菌，产后抵抗力不高的产妇和宝宝很有可能会受到细菌感染，因此，产妇在月子里有必要做好头部清洁，其好处如下图所示。

好处一 → 通过洗头、梳头，可去掉产妇头发中的灰尘、污物，保持卫生清洁，避免引起细菌感染

好处二 → 可刺激头皮及头皮上运行的经络，提高产妇的精神，带来舒畅的心情

好处三 → 可促进头皮的血液循环，增加头发生长所需的营养物质，避免产后脱发、发丝断裂或分叉，使头发更密、更亮

月子里洗头的好处

理论上来说，分娩一周后就可以洗头了。传统方式中要求坐月子期间不洗头，无非是基于对产妇的一种保护，怕免疫力低的产妇受风寒。现今的医学进步以及环境改善，月子禁洗头的方法已有适度的改良，只要洗完头及时弄干，不受寒风吹，适度的清洁是有益的。

 金牌月嫂的妙招：

剖宫产的产妇一般在产后10天左右就可以洗头了。但是具体什么时候，还需要看产妇的伤口恢复情况，检验的标准就是看产妇是否已经能够弯腰。对于伤口愈合较慢的人，不要急于去洗头，以免撕裂伤口。

月子里只要健康情况允许，产妇就可以洗头、梳头，但是需要注意以下事项。

（1）洗头时可用指腹按摩头皮，洗完后立即用水擦干，避免受冷气吹袭。

（2）洗头时的水温要适宜，不要过凉，最好保持在37℃左右。

（3）一般来讲，产后头发较油，也容易掉头发，不要使用太刺激的洗发用品，可以用生姜煮水洗头。

（4）洗完头后及时把头发擦干，再用干毛巾包一下，避免湿头发挥发时带走大量的热量，使头皮血管在受到冷刺激后骤然收缩，引起头痛。

（5）洗完头后，在头发未干时不要结辫，

也不可马上睡觉，避免湿邪气入体内，引起头痛和脖子痛。

（6）梳理头发最好用木梳，避免产生静电刺激头皮。

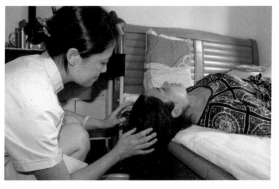

4. 指导产妇洗澡

产后的妇女是很容易出汗的，特别是睡觉时和醒来时，往往会大汗淋漓，内衣浸透。由于汗腺分泌过多，极易污染皮肤，加之产后抵抗力较弱，皮肤上沾染的细菌很容易繁殖生长，侵入肌肤，引起皮肤炎症。因此，产妇应经常洗澡和擦澡，保持皮肤清洁卫生。

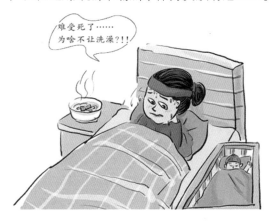

（1）产妇洗澡的时间及频率。如果产妇会阴部无伤口及切口，夏天在产后2~3天、冬天在产后5~7天即可淋浴。夏季应每日沐浴，春秋冬季应3~5天沐浴一次。

（2）产妇洗澡的要求。

① 产妇产后洗澡讲究"冬防寒、夏防暑、春秋防风"。

在夏天，浴室温度保持常温即可，天冷时浴室宜暖和、避风。洗澡水温宜保持在35~37℃，夏天也不可用较凉的水冲澡，以免恶露排出不畅，引起腹痛及日后月经不调、身痛等。

冬天浴室温度也不宜过高，这样易使浴室里弥漫大量水蒸气，导致缺氧，使本来就较虚弱的产妇站立不稳。

② 最好淋浴（可在产妇家人帮助下），不适宜盆浴，以免脏水进入阴道引起感染。如果产妇身体较虚弱，不能站立洗淋浴，可采取擦浴。

擦浴的方法：用烧开的水及米酒水各半，加入10毫升的药用酒精及10克的盐，掺和着成为擦澡水，用毛巾沾湿、扭干，替产妇擦拭她的肚子及流汗的地方，早上、中午、晚上各一次，若冬天非常寒冷时，则一次就好。擦拭干净后还要抹上不带凉性的痱子粉，肚子上如果绑上腹带，腹带也要适时地更换。

③ 产妇产后体虚，洗浴时间应控制在20分钟以内，产妇在洗浴过程中如有不适，应立即停止洗浴，若月嫂一个人忙不过来。一定要立即通知产妇家人或医护人员。

④ 产后出汗较多，每日浴后应更换内衣。洗后尽快将身体上的水擦去，及时让产妇穿上御寒的衣服后再走出浴室，避免其身体着凉或被风吹着。

⑤ 出浴后，头发及时用毛巾擦干，不要用吹风机吹头发，梳理后用干毛巾包裹头发，扶产妇卧床休息。

 金牌月嫂的妙招：

> 如果产妇会阴伤口大或撕裂伤严重、腹部有刀口，须等待其伤口愈合再洗淋浴，可先做擦浴。

（3）剖宫产产妇洗澡护理。如果产妇是剖宫产，为了避免其受凉，产后两周内不可让产妇洗澡，但要用正确的方法擦澡。应等腹部伤口愈合后进行淋浴，第三周起方可淋浴，此前可进行擦浴。满月后才可以泡澡。

剖宫产擦澡要从两方面入手，一方面是洗澡水。用烧开的水及米酒水各半，加入10毫升药用酒精及10克盐，掺和着成为擦澡水。另一方面是擦澡的位置和时间。用毛巾沾湿、扭干，替产妇擦拭产妇的肚子及流汗的地方。早上、中午、晚上各一次。如果冬天非常寒冷时，擦澡一次就可以了。

5. 指导产妇洗脚

每天晚上睡觉前洗脚，用温水泡脚 2~3 分钟，轻搓脚底及趾缝，洗后用毛巾擦干，特别是趾缝更要擦干，及时修剪趾甲，穿袜，袜子不要太紧，以免影响血液循环。

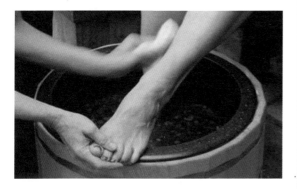

相关链接：

产妇用艾叶泡脚的功效和作用

好处 1：艾叶泡脚能帮产妇下火

如果产妇身体非常虚弱，虚不受补，吃一些补益身体的食物就会牙痛、口腔溃疡等，就可以用艾叶水泡脚。

没有上火症状，可继续食补，每天坚持用温水泡脚。如果有上火，继续用艾叶水泡，但同时必须停掉所有寒凉的食物，艾叶的使用要适量。

过量的使用艾叶，却会使身体出现亏虚，会出现头痛、头晕、耳鸣，还会出现眼睛干涩、人乏力，以及情绪低落，重者会出现咳喘。

好处 2：帮助产妇祛寒、除湿

倘若产妇寒湿重，艾叶就成了产妇不可缺少的帮手。用艾叶水泡脚能有效的祛虚火、寒火，可以治疗口腔溃疡、咽喉肿痛、牙周炎、牙龈炎、中耳炎等这些与虚火、寒火有关的疾病。

产妇发生上述病症时，就取少量艾叶煮水后泡脚。等艾叶泡开后再参入一些温水泡脚，泡到全身微微出汗，不要大汗，再多喝一些温水，一般连泡 2~3 次，也就是 2~3 天，同时要多喝温开水，这时还是不要吃寒凉的食物。

好处 3：帮助产妇治疗小病

当产妇受凉感冒、流清水鼻涕、咽喉疼痛、浑身酸疼或伴有发烧时，不知道吃什么药好？

这时可以用艾叶水泡脚，需要泡到身体发汗，但必须同时喝生姜红糖水，发热时加葱白，有咳嗽时加几瓣大蒜，要连喝几次，喝到身体发热了，不再浑身酸疼流清水鼻涕了，再大量的喝白开水，将病毒及寒火及时排出，并注意休息，产妇的感冒会很快好起来。

所以，正确使用艾叶，能有效地缓解和治愈身体的病症。如果是重感冒或者其他大病，那还是需要到医院看医生。

4.7 产妇穿着护理

传统的说法"捂月子"其实是不科学的。新妈妈产后体质较弱，特别是坐月子期间，产妇的衣着应随着气候变化适当增减，以宽大、柔软舒适、清洁卫生、温暖适度为原则。月嫂可按下图所示的要求，来帮助产妇选择合适的衣物。

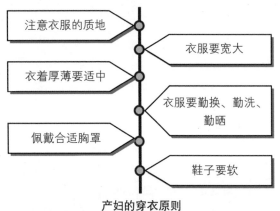

产妇的穿衣原则

1. 注意衣服的质地

产妇衣着以选择棉、麻、毛、丝、羽绒等制品为宜，因这些纯天然材料柔软舒适，透气性好，吸湿、保暖。内衣内裤适宜穿着吸水性强的棉织品，外衣长裤要注意宽松柔软，易于散热。

2. 衣服要宽大

有些年轻的妈妈，害怕产后发胖，体形改变，想用瘦衣服来掩盖发胖的身体，便穿紧身衣、牛仔裤来束胸、束腹。这样的装束非常不利于血液流畅，特别是乳房受压易患乳腺炎。所以，产妇衣服应宽大，以能活动自如为好。

哺乳的产妇，做两件胸前可以开启"口袋"的棉布哺乳衫，不仅便于哺乳，而且文明、雅观，更重要的是秋冬季节可使母亲免受风寒，如果再配上一件胸前开两个口袋的毛衣，就更实用了。

3. 衣着厚薄要适中

衣着要根据四季气温变化相应增减，夏天不宜穿长裤、长袖衣服，也不要包头，即使在冬天，只要屋子不漏风，也不需要包头或戴帽子。如果外出则适当蒙头，但也不需要包得过严。冬季的被褥要适当加厚些，要勤晒，以便温暖、舒适。

4. 衣服要勤换、勤洗、勤晒

产妇新陈代谢旺盛，产褥汗多，乳汁经常溢出沾染衣服，干燥后衣服变硬擦伤乳头，加上恶露不断从阴道排出，内裤经常弄脏，甚至沾染衣衫，极易引起细菌繁殖，引发多种感染，危害母婴健康。所以，产妇衣服要勤换、勤洗、勤晒，以防疾病。

5. 佩戴合适胸罩

产妇在哺乳期应佩戴合适的窗式结构的棉质吸水胸罩，以起到支托乳房、方便哺乳的作用。否则会使双侧乳房下垂，胸部皮肤

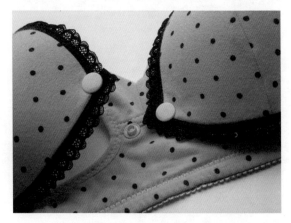

失去原有的弹性，这样不仅影响乳房的血液循环，也影响乳汁的分泌，而且难以恢复乳房原来的形态，从而失去优美的体态。

6. 鞋子要软

月子里以选择柔软的布鞋为佳，不要穿硬底鞋，更不宜穿高跟皮鞋，以防日后发生足底、足跟痛或下腹酸痛。此外产妇生产后不宜赤脚，赤脚容易受凉，危害健康。

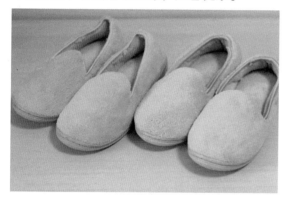

 金牌月嫂的妙招：

如果室温较低，或者产妇有脚跟痛、关节痛的毛病，可以穿上带后跟的棉拖鞋保护脚跟，也可以用护膝、护肘等保护关节。

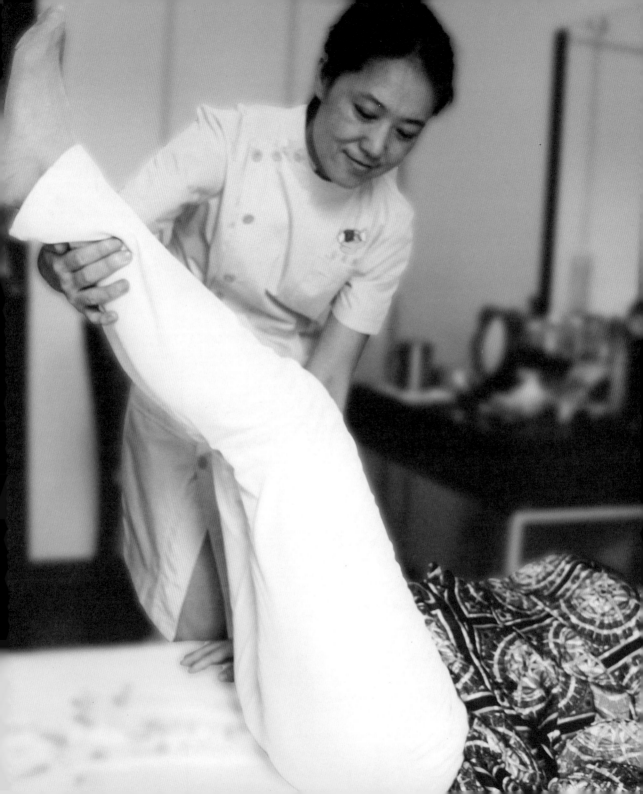

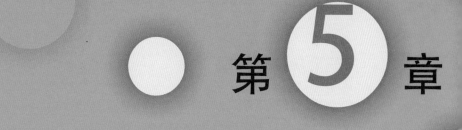

第 **5** 章

产妇恢复
·
护理

5.1 产妇乳房恢复护理

产妇的乳房护理事关新生儿早期的营养来源和产妇身体健康，月嫂必须掌握相关的产妇乳房护理知识，为新生儿和产妇的健康筑起一道健康的屏障。

1. 产后乳房护理及保健

乳房护理得好，既可保证宝宝正常的母乳喂养，又可促进妈妈产后身材的恢复。月嫂可按下图所示的方法，指导产妇做好乳房护理。

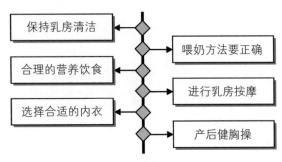

产后乳房护理方法

（1）保持乳房清洁。建议产妇每天用蘸水棉球或婴儿油清洁乳房，但应避免使用皂碱，因为它会将一些涂擦在乳房上保护皮肤的油脂洗掉。切勿用力擦干，轻轻拍干即可。

 金牌月嫂的妙招：

每次给宝宝哺乳后，最好用温水将乳头、乳晕及其周围擦洗干净，保证乳房的清洁，预

防宝宝胃肠道感染。

（2）喂奶方法要正确。在哺乳期内，妈妈要根据具体情况选择正确的喂奶方式，一般常用坐式、侧卧式、环抱式等。正确的喂奶姿势有利于防止乳头疾病的发生。

哺乳时妈妈要先将乳房托起，用乳头逗引宝宝的下唇，在宝宝张口最大时，将乳头送入宝宝的嘴里。要将乳头及乳晕的大部分一起塞进，这样可有效防止乳头皲裂。哺乳结束后，在宝宝停止吸吮时，轻轻用食指按压宝宝的下唇，使空气进入口腔，消除负压；再轻柔地将乳头从宝宝口中移出。

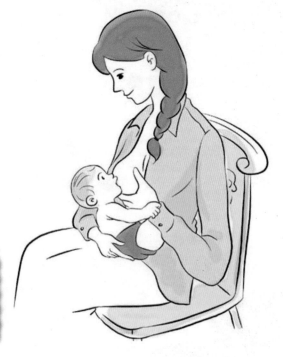

避免在宝宝吸吮的过程中强行将乳头拉出，这样易使乳头破损。喂奶时应两侧乳房交替进行，以免引起两侧乳房不对称。

（3）合理的营养饮食。要让产妇均衡的摄取营养。主食要比怀孕晚期增加一些，还要多吃蛋白质含量丰富的食物和蔬菜水果。切忌不要急于进行节食减肥，其后果可能使乳房组织受累，导致乳房缩小。

可增加豆类食品的摄入，对乳房的保养大有裨益，种子、坚果类食物含丰富蛋白质，如杏仁、核桃、芝麻等，能让乳房组织更富有弹性。

（4）进行乳房按摩。可在每晚临睡前或起床前对乳房进行按摩。具体方法如下图所示。

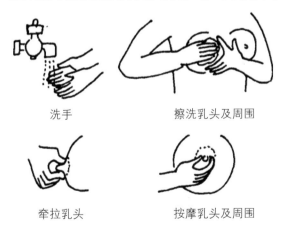

洗手 　　　　擦洗乳头及周围

牵拉乳头 　　　按摩乳头及周围

按摩乳房的动作要细致认真，不可乱揉乱搓，以免伤到乳房。此法可促进局部的血液循环，防止乳房松弛下垂。

（5）选择合适的内衣。月嫂要指导产妇选择舒适的棉质内衣，避免刺激性的衣料直接与身体发生接触。胸罩不可过松或过紧，要选择柔软棉质、方便哺乳的文胸。每天应更换干净的内衣，保持乳房清洁。不要选择有塑胶边或支撑的胸垫。宝宝断奶后可以穿产后塑身专用胸罩，这样能有效集中托高乳房。

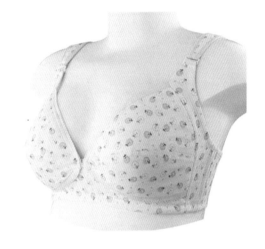

（6）产后健胸操。产后若及时进行胸部肌肉锻炼，就能使产妇的乳房看上去坚挺、结实而丰满，这是最有效、最经济的方法。但健胸运动不是一日之功，需长期坚持，效果才明显。月嫂可指导产妇在产后每天坚持做简单的扩胸运动，帮助锻炼胸部肌肉。哺乳期间每天可适量做仰卧起坐、俯卧撑和举哑铃等运动，以减少腹部、腰部、臀部的脂肪堆积，还能有效防止乳房下垂，使产妇的体型更健美。

2. 产后常见乳房问题的护理措施

（1）乳头疼痛。乳头疼痛多是由于乳头皲裂引起的，主要表现为乳头表面有大小不等的裂口和溃疡，或皮肤糜烂。乳头破损主要是由于新妈妈乳头娇嫩和宝宝含接乳头不当两方面原因造成的。

护理方法如下：乳头皲裂轻者可继续给宝宝哺乳，喂奶时从损伤轻的一侧开始，以保护皲裂严重的一侧。哺乳后挤出少量乳汁涂在乳头上。严重者要停止哺乳，可用吸奶器将奶吸出喂给宝宝。

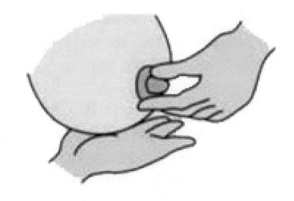

 金牌月嫂的妙招：

乳头破损后更要注意保持乳房的清洁卫生，防止病菌从裂口进入引起感染。为保护乳头，可选择使用乳头套，避免疼痛的乳头受伤。

（2）乳头扁平及凹陷。有些产妇可能会面临乳头方面的小问题，如乳头扁平、向内凹陷，或乳头不突出乳晕等。这些都会导致宝宝无法含住乳头，不能顺利哺乳。

护理方法如下。

乳头扁平或内陷的乳房，自孕期开始就应该矫正，具体方法为清洁乳房后，用拇指和中、食指抓住乳头，向外牵拉，重复10~20次，每天2~3次。

若产后乳头仍然内陷，可佩带乳头罩帮

助宝宝含接乳头。也可采用负压吸引法使乳头突出，哺乳时先让宝宝吸吮乳头平坦或内陷的一侧乳房，这时宝宝吸吮力强，容易吸住乳头和大部分乳晕。

（3）乳房胀痛。产后乳房的主要变化是泌乳，若乳腺管不通畅，会使乳房形成硬结。加上新妈妈产后无哺乳经验，分泌的乳汁不能及时排除，以致乳腺管扩张，引起乳房胀痛，给产妇带来极大的痛苦。

护理方法如下：首先要尽早给宝宝喂奶。哺乳前热敷会促进血液循环，减轻乳房局部

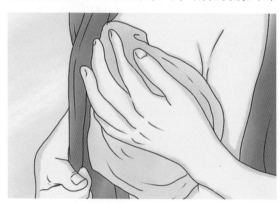

充血、肿胀。轻柔的按摩有助于乳腺管通畅，减少疼痛。热敷和按摩后立即给宝宝喂奶，可缓解乳房堵塞。

（4）乳腺炎。当乳房局部出现红、肿、热、痛等症状，或有痛性结节，提示产妇可能患上了乳腺炎。

发生乳腺炎时，一般不要停止给宝宝喂奶，停止哺乳不仅影响婴儿的喂养，还增加了乳汁淤积的机会。产妇在感到乳房疼痛、肿胀甚至局部皮肤发红时，不但不要停止母乳喂养，还要勤给宝宝喂奶。

护理方法如下：哺乳前可热敷乳房3~5分钟，并用手指顺乳头方向轻轻按摩。每次哺乳时应尽量排空乳汁，若乳汁过多宝宝不能吸尽，要借助吸奶器将乳汁排空。哺乳后用胸罩将乳房托起。饮食上宜食清淡，容易消化的食物，忌辛辣。乳腺局部化脓时，患侧乳房应停止哺乳，并用吸奶器将乳汁排尽。

（5）乳汁分泌不足。首先要指导产妇调整放松心态，保持愉快的心情，充分休息，让其有信心坚持母乳喂养。

其次要增加喂奶次数，这样可促进乳汁分泌。要寻找影响乳汁分泌不足的原因，有针对性地进行纠正。

护理方法如下：多吃富含蛋白质的食物，多进汤类如鱼汤、猪蹄、排骨汤等。对真性母乳不足的产妇，可服用催乳药物辅助治疗。

3. 产后乳房护理5忌

产后是胸部保健的绝佳时机，只要注意乳房的护理，佩戴合适的文胸，同时用正确的方法按摩，不仅可以维持乳房原貌，而且还会使胸部变得更加丰满、结实。但在护理过程中，要注意下图所示的事项。

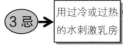

1忌	使乳房受外力挤压	强力挤压后乳房内部软组织易受到挫伤，可引起内部增生或乳房外部形状改变等
2忌	不佩戴文胸或文胸不合适	太紧的文胸会影响乳房的血液回流，影响乳汁的分泌。选择合适的胸罩可定型和承托乳房，防止下垂
3忌	用过冷或过热的水刺激乳房	强烈的刺激会使乳房软组织松弛，也会引起皮肤干燥
4忌	用手乱揉乳房	哺乳期是乳腺功能的旺盛时期，乳房的不清洁会引起炎症或造成皮肤病

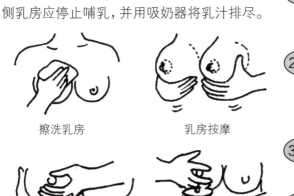

擦洗乳房　　　　　乳房按摩

残乳排出

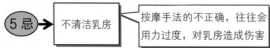

产后乳房护理禁忌

5.2 产妇子宫修复护理

子宫是孕育宝宝的重地，女性生产后，在月子期间注意身体调养，有助于产后子宫的恢复。

1. 判断子宫恢复情况的方法

产后子宫恢复是否良好，可由以下两项表面指标做出判断。

（1）触摸子宫。刚生产后，需检查子宫底，可从肚脐处摸得到，如果恢复良好，则在两星期左右就无法摸到子宫，除非是有子宫肌瘤。

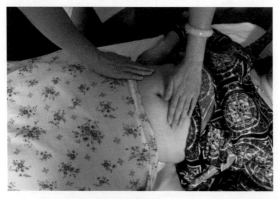

（2）观察恶露颜色。产后，月嫂要仔细观察产妇恶露的颜色，看看是否是按照鲜红，暗红，深黑，淡红色，无色这样的变化

顺序，倘若出现异常需及时告知产妇，劝其去医院检查。

2. 子宫收缩不良的影响

当子宫内尚有血块或是残留有胎盘时，子宫会先被血块填塞；然后，子宫平滑肌就会停止收缩，这时候就是所谓的子宫收缩不良，会有大量出血的危险（血崩）。这种产后出血就是产褥期最危险的事了，往日将分娩视为到鬼门关走一趟，就是这个原因。为了预防产后大量出血，医生通常会用子宫收缩剂。

月嫂一定要注意产妇是否有子宫收缩不良的情况发生，一发现问题就及时通知医生。

3. 帮助子宫收缩的方法

产妇在生产完后，原本被撑大的子宫是需要很长一段时间才能恢复的，那么月嫂如何才能帮助产妇快速健康的恢复呢？下面介绍六个快速恢复子宫的方法。

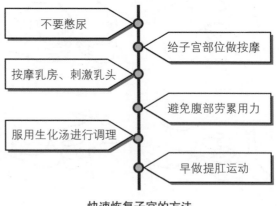

快速恢复子宫的方法

（1）不要憋尿。产妇在生产后，会因为膀胱受压、黏膜充血、肌肉张力降低、会阴伤口疼痛等问题，加上不习惯于卧床姿势排尿，更容易发生尿潴留，使膀胱撑大，妨碍子宫收缩，所以在产后，月嫂应及时提醒产妇排尿。

（2）给子宫部位做按摩。在生产完后，当产妇的体力得到一定的恢复后，一般在第二天就要进行子宫按摩：把手放在肚脐周围，做顺时针环形按摩，以此帮助、促进子宫收缩。

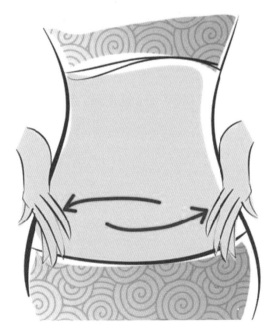

（3）按摩乳房、刺激乳头。分娩后，告知产妇第一时间让宝宝吸吮母乳，这样不仅有利于母乳的分娩，同时还能刺激子宫收缩，

子宫收缩的生理原理是当乳头受到刺激后，会让人体产生子宫收缩素，所以不管使用怎样的物理方式来刺激乳房都是可以让子宫收缩的。

（4）避免腹部劳累用力。产后的产妇一定要注意休息不要太过于操劳，注意腹部的保暖，月嫂可以让产妇进行一些产后运动，例如进行腹式深呼吸，以及在产后一周躺在硬床上进行抬腿、提臀、或膝胸卧式运动，能使子宫和下腹有效收缩和复原。

（5）服用生化汤进行调理。生化汤比较适合在产褥期服用，对帮助子宫恢复有显著的效果，能够帮助产妇化瘀血、补血，当这些恶露排除后，自然子宫就会收缩。

（6）早做提肛运动。提肛运动主要就是收缩肛门，每次提肛以后要憋住20~30秒，然后放松，每组3~5次，这样强有力的"肌肉收缩"动作，能让原本撑大的子宫慢慢恢复到原来的大小。

> **相关链接：**
>
> ### 子宫恢复体操
>
> **产后第 1 周**
>
> **1. 盆底肌运动**
>
> 这是一项练习慢慢蹲下并站起的运动。产妇可以根据身体的实际情况，每天进行合理锻炼。盆底肌运动可以增强盆底肌，即使分娩时有

缝合的伤口，这项运动也可以有利于伤口的愈合。

2. 脚踩踏板运动

脚踩踏板的运动可以促进血液循环，以防腿部肿胀，脚踝处用力使两腿向上弯曲，再向下弯曲，可以反复操作练习，以达到良好的影响。

3. 增强腹部肌肉的运动

吸气时，缩进腹部的肌肉，保持数秒后再呼出。如果身体允许，还可以在产后五天后做压紧腹部的练习活动：平躺在床上，用枕头支撑肩膀与头部，两腿弯起并稍微分开，两个胳膊交叉放在腹部，接着抬起头和肩膀，呼气并用手掌轻按腹部两侧，将两侧紧压在一起，保持数秒，之后吸气并放松，可反复做3次左右。

产后第2周

1. 向后弯曲

先坐直身体，两腿弯起并略微分开，两手臂合拢在胸前，接下来呼气，同时将骨盆稍向前倾，将身体缓慢地向后弯，一直到有腹部肌肉被拉紧的感觉。在身体舒适的状态下，可以较长时间保持这个姿势。同时应采用正常呼吸节奏，接着再放松身体，吸气坐直，准备再次练习。

2. 向前弯曲

仰卧在床上，两腿弯起，脚稍微分开，两手放在大腿上。接下来呼气抬头，肩膀，身体向前倾，两手尽量碰到双膝，如果不能碰到膝盖，也不要勉强，可以继续进行下去，最后吸气，放松身体。

3. 侧向转体

仰卧在平面上，双臂平放在身体两侧，手掌分别靠在大腿外侧。头稍微抬起，身体向左偏转，左手滑到小腿部位。然后继续仰卧，身体右侧重复左侧动作。左右侧交替各2～3次。

5.3 产妇腹部恢复护理

腹部是产后女性最易导致身体变形的地方，由于腹部在生育过程中过度伸张，造成100%的产后女性腹部松弛，这种松弛的腹肌及增大的宫腔得不到及时的复原，极易导致脂肪堆积腹部，形成大肚腩，不仅影响美观，更是产后身体变形和诸多疾病的罪魁祸首。因此，月嫂有必要帮助产妇做好腹部恢复的护理工作。

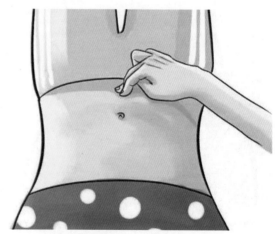

1. 产后腹直肌分离

在孕晚期，增大的子宫会将腹肌拉长，使两条腹直肌从腹白线的位置分开，这种现象被称为腹直肌分离。

具体如下图所示。

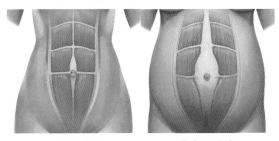

正常腹直肌　　　　腹直肌分离

2. 腹直肌分离检查

为了能尽快恢复身材，很多产妇在生产后，会迫不及待地进行大量的腰腹训练。但贸然训练会加深腹直肌分离程度。因此，在开始训练之前，月嫂应指导产妇做腹直肌分离的检查。

检查方法如下。

（1）仰卧，两腿弯曲。

（2）露出腹部，左手在头后支撑，右手食指和中指，垂直探入腹部，身体放松。

（3）将上身抬起，感觉到两侧腹肌向中间挤压手指，如果感觉不到挤压，那么就把手指向两边挪动，直到找到紧张的肌肉。

（4）测量两侧肌肉的距离。

若测量距离在2指以内(含2指)，属正常；如果在2~3指之间，须注意不可以进行躯干弯曲和扭转的负重练习，因为这会使分离的情况更加严重；如果测量的距离大于3指就属于比较严重的腹直肌分离，有可能会引起

疝气（小肠从腹壁突出到体外），需要及时就医。

3. 改善腹直肌分离的训练

月嫂可按以下动作要领，指导产妇做腹直肌分离的改善训练。

（1）站姿收腹

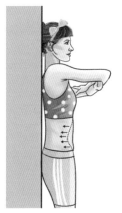

准备动作：背对墙面站立，将上身靠在墙上(保持中立位，后脑勺、背部、臀部贴在墙面)，双脚距离墙面大概30厘米。

动作执行：吸气，准备；呼气，腰椎去贴墙面，之后，吸气还原。每组10~15次，重复2~3组。

注意事项：避免手臂向后推墙，尽可能腹部向内收，主动靠近墙壁，想象用肚脐向墙壁方向靠近的感觉。

（2）跪姿收腹

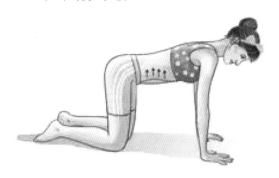

准备动作：四点跪姿，髋关节和膝关节垂直，肩关节和腕关节垂直，脊椎在中立位（胸椎自然后屈，腰椎自然前屈）。

动作执行：吸气，小腹自然放松；呼气时，用力将小腹向内收回。每组重复 10~15 次，做 2~3 组。

注意事项：整个过程不要改变脊椎的中立位，只有腹部在活动，想象将肚脐拉向腰椎的感觉。

（3）跪姿伸腿

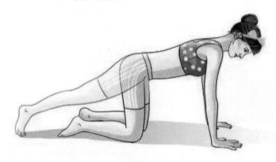

准备动作：四点跪姿，髋关节和膝关节垂直，肩关节和腕关节垂直，脊椎在中立位（胸椎自然后屈，腰椎自然前屈）。

动作执行：吸气，准备，呼气时右腿慢慢向后；吸气不动，呼气慢慢把腿收回。完成 4~6 次，换另一侧重复。当可以很好地控制身体后，开始进行交替伸腿的练习，每条腿伸出 4~6 次，重复 2~3 组。

注意事项：整个过程中保持躯干、骨盆的中立位，身体不要偏离中心线。想象骨盆上放了一瓶水，不能让瓶子倒掉。

（4）仰卧抬腿

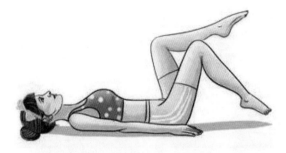

准备动作：仰卧，双腿弯曲，双脚分开与髋同宽。骨盆和脊椎保持中立，双手放于体侧。

动作执行：呼气，抬起右腿（膝关节弯曲 90 度角），吸气，右腿下落。完成 6~8 次，换另一侧重复，共 2~3 组。当可以很好地控制身体后，开始进行两腿交替抬的动作，好像走路一样在空中换腿，重复 8~10 次，做 2~3 组。

注意事项：动作过程中始终保持腰椎和骨盆的稳定。特别是腿下落时，注意腰椎不要拱起。

（5）仰卧蹬腿

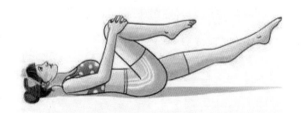

准备动作：仰卧，下巴微收，双手扶住右腿小腿上方，腰椎压住垫子。

动作执行：吸气，准备；呼气，右腿向远处蹬出，完成 6~8 次。换另一侧腿重复，完成 2~3 组。

注意事项：用手扶腿的时候，尽量向胸口按压，令腰椎压向垫子。另一条腿尽量向远处伸，同时保持腰椎不要抬起。

（6）平板支撑

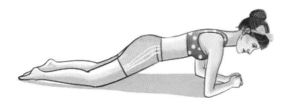

准备动作：俯卧，肘关节与肩关节垂直。膝关节撑地，保持上身平行于地面。

动作执行：保持身体稳定，停留 1 分钟，可以将膝关节离开地面，做完全式平板支撑。在动作标准的情况下，保持时间越长越好。

注意事项：整个过程中不要塌腰，收紧腹部，不要塌肩，肘关节用力压向垫子。

5.4 产妇臀部恢复护理

生完孩子担心屁股变大，几乎是所有女人最关注的问题。确实，不管顺产还是剖宫产，生完孩子骨盆都会变大，要想保持好体形，必须及时进行"修复"。

其实产后骨盆的恢复不仅关系到体形，如果恢复不好，还会出现一系列后果，影响产妇日后健康。

为了避免产后出现"大屁股"，月嫂应在产妇分娩后，尽量地帮助其耻骨分离有效回位，将骨盆收回来，可参考以下建议。

1. 选择软硬度适当的床垫

床垫太软，在睡觉时会使身体下坠，太硬的话则可能对骨盆造成压迫，使骨盆歪斜，因此，月嫂应建议产妇选择一款软硬度适中的床垫。此外，也可建议产妇采取侧卧或仰卧相互交替，来帮助骨盆的恢复。

2. 进行适当的骨盆运动

生产过后骨盆肌肉会因为过度扩张而变得薄弱，因此，产妇应该适当运动这些肌肉，月嫂可指导产妇按照下面两种方法进行锻炼。

（1）立式锻炼。站立，双腿微分开，收缩两侧臀部肌肉，使之相挟，形成大腿部靠拢，膝部外转，然后收缩括约肌，向使阴道往上提的方向动，经过耐心锻炼，即可学会分清阴道和肛门括约肌舒缩，改善阴道松弛状态。

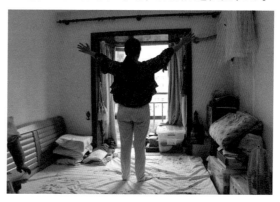

（2）卧式锻炼。靠床沿仰卧，臀部放在床沿，双腿挺直伸出悬空，不要着地。双手把住床沿，以防滑下。双腿合拢，慢慢向上举起，向上身靠拢，双膝伸直。

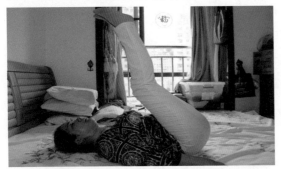

当双腿举至身躯的上方时，双手扶住双腿，使之靠向腹部，双膝保持伸直。然后，慢慢地放下，双腿恢复至原来姿势。

3. 不要跷二郎腿

月嫂应告知产妇在坐着的时候，一定要保持正确的姿势，使腰部挺直，向椅背靠拢，最好在椅背处放腰垫，使腰部处于舒适放松状态。

4. 加强骨质营养

骨盆的成分无非是骨质，骨质够强健，骨质也不太容易损伤。因此，在产妇的日常饮食中应该多吃钙、维生素 C 含量丰富的食物，如牛奶、鱼汤、骨头汤等，同时适当地让产妇晒太阳，促进人体对钙的吸收。

5. 使用骨盆矫正带

顺产后 3~5 天，剖宫产后 7~10 天，即可使用骨盆矫正带，其主要作用就是固定骨盆，同时兼有收胯、防止骨盆错位的效果。在专业的骨盆复位矫正下，最少可回缩 2~3 厘米。每天佩戴 8 小时，坚持一个月左右，就会有明显效果。

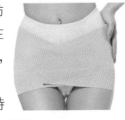

5.5 剖宫产刀口恢复护理

剖宫产分娩后，身体抵抗力较弱的产妇一不小心就可能会引起伤口感染。有的产妇因为体质问题，在伤口愈合的过程中还会出现其他比较棘手的问题，因此月嫂一定要指导产妇细心呵护伤口，避免受到二次伤害。具体方法如下图所示。

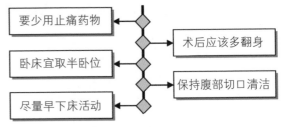

剖宫产刀口护理方法

1. 要少用止痛药物

当剖宫术后麻醉药的作用慢慢消失后，腹部伤口的痛觉开始恢复，一般在术后数小时，疼痛变得剧烈。为了能够保证良好的休息，使身体尽快复原，产妇可在手术当天或当夜用一些止痛药物。之后，就要劝产妇多忍耐一些，尽量不要再使用药物止痛，否则会影响肠蠕动功能的恢复。

金牌月嫂的妙招：

一般来说，伤口的疼痛在 3 天后便会自行消失。每天用手指轻轻地按摩伤口 3~5 分钟，能够促进伤口愈合，减少瘢痕产生。

2. 术后应该多翻身

麻醉药物对产妇的肠蠕动有一定的抑制作用，会引起不同程度的肠胀气，因而发生腹胀，不利于伤口的愈合。因此，月嫂应指导产妇在床上多做翻身动作，以促进麻痹的肠肌蠕动功能及早恢复，帮助肠道内的气体尽快排出。

3. 卧床宜取半卧位

由于采取剖宫产的产妇身体恢复情况比自然分娩的产妇慢得多，所以，剖宫产的产妇容易发生恶露难以排出的情况。因此月嫂可以建议产妇采取半卧位，同时配合多翻身，

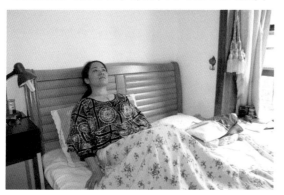

以便能够促使恶露排出，避免淤积在子宫腔内造成感染而影响子宫复位，也有利于子宫切口的愈合。

4. 保持腹部切口清洁

产妇在手术后 2 周内，要避免沾湿腹部的伤口，不应全身淋浴，而采用擦浴。两周之后可以淋浴，但在恶露排干净之前绝对不能坐浴。

在伤口未愈合前不要弄湿或弄脏切口，万一弄湿的话，必须立即擦干，并涂上优碘消毒。

金牌月嫂的妙招：

如果伤口发生红、肿、热、痛，不要自己随意挤压敷贴，应该及时就医，以免伤口感染延误治疗。

5. 尽量早下床活动

产妇不要以伤口疼痛为借口逃避运动，只要在体力允许的范围内应该尽量早下床活动，并循序渐进地增加活动量。这样，不仅可以增加肠蠕动的功能，促进子宫复位，而且还可避免发生肠粘连、血栓性静脉炎、下肢血栓等疾病的发生。

产妇在下床时应先侧卧，用手支撑身体起床，避免直接用腹部力量坐起。在咳嗽、大笑、打喷嚏及下床之前，一定要用手及束

腹带固定伤口，以免切口崩开。

5.6 指导产妇做形体恢复操

产后快速恢复苗条身材是每一位产妇都很迫切要解决的问题。

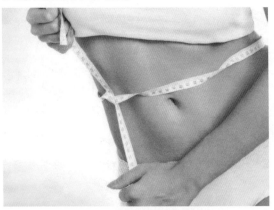

1. 产妇产后恢复体形注意事项

（1）产后运动循序渐进。运动可以消耗能量，但对产妇来说，产后运动不能操之过急、急于求成。剧烈的运动不仅加重心肺的负担，在大量出汗的同时会耗伤津液，这对于气血亏虚的产妇来说是非常危险的。所以，产后运动的原则应当是循序渐进、适可而止，不做剧烈运动。

（2）不可服用减肥药物。服用减肥药物更不可取。减肥药物中含有大量的激素类物质，长期服用不仅不能促进体内的激素水平恢复正常，反而加重紊乱。更为严重的是，药物会通过乳汁进入新生儿体内，引发新生

儿肝功能异常等。

（3）产后针灸调理。最适合产妇恢复形体的疗法就是产后针灸调理。通过在人体经络、穴位上进行适当刺激，调动自身经络潜能，调整激素紊乱，改善内分泌失调，恢复正常生理周期，促进脂肪分解，快速恢复体形，重建产妇体内环境的平衡。

 金牌月嫂的妙招：

产后针灸调理是一种医疗行为，如果产妇要去，应告知其选择正规的医疗机构，由持有医师资格证书的专业医生操作。

2. 产妇塑身饮食注意事项

（1）平衡膳食、制订合理的饮食结构是产后饮食的关键。

（2）蛋白质、碳水化合物及脂肪类食物要搭配好，只偏好鸡鸭鱼肉蛋等荤菜，容易导致产后发胖。

（3）甜食、油炸食品、动物油、肥肉、动物内脏等都属于高脂类食物，产妇要少吃。

3. 产妇形体恢复操

产妇受内分泌激素的影响，肌肉松弛，弹性纤维断裂，产生大肚腩、粗腰、妊娠纹等现象，不注意者很难恢复至孕前的好身材。此时如果不进行合理的锻炼就容易造成子宫后倾，即常说的腰疼。

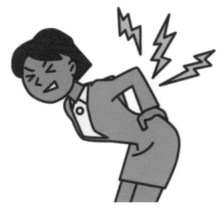

产后形体恢复操有促进子宫复旧、恢复腹部肌肉紧张度、防止乳房下垂诸多好处。

因此在产后，月嫂应指导产妇适当练习产后形体恢复操。

（2）准备工作。产妇运动前，应将场地、用品准备好，包括放置在平整地面上的地垫，一瓶可以随时饮用的温开水，一块可以随时擦汗的干净浴巾，音响设备等。

（3）步骤。产妇在体操垫上，跟随着音乐做操。可以按以下顺序先活动各关节及肌肉：手指关节—腕关节—肩关节—腰、背—会阴肌肉—盆地肌肉。

时间为 30 分钟左右每次，一天一次。每 1~2 天增加 1 节，每节做 8~16 次。

具体步骤如下。

第 1 节：收腹运动

仰卧，两臂直放于身旁，慢慢深吸气，呼气。注意吸气时肚子隆起，呼气时肚子放平。

第 2 节：提肛运动

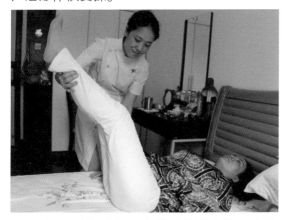

（1）时间选择。自然分娩的产妇可在产后 6~12 个小时后起床活动，产后第三天即可做形体恢复操，有侧切及手术伤口不宜过早、过多的活动，一般应该在 3 天后开始少量的活动，待切口处不感到疼痛时，开始练习产后恢复操。

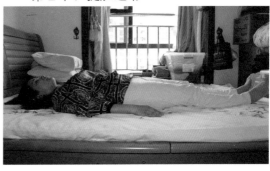

仰卧，两臂直放于身旁，进行肛门收缩和放松的动作。

第 3 节：抬腿运动

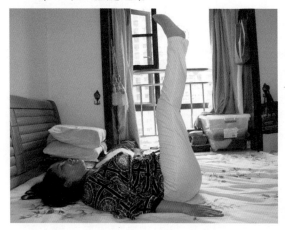

仰卧，两臂直放于身旁。两腿轮流上举和并举，与上身成直角。

第 4 节：抬臀运动

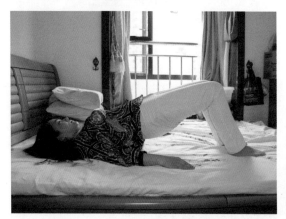

仰卧，髋与腿放松，两腿弯曲分开，脚底平放在床上，尽力抬高臀部及背部。

第 5 节：仰卧起坐运动

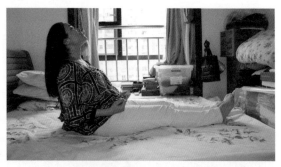

在家人的协助下，进行仰卧起坐的运动。起时肘关节尽量接近膝关节。

第 6 节：转胯运动

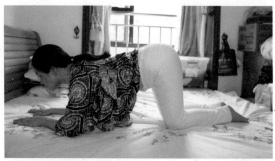

双膝分开，肩肘垂直，双手和前臂平放在床上，用腰部带动跨部进行左右旋转动作。

第 7 节：全身运动

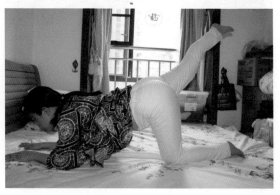

双臂支撑在床上，左右腿交替向背后高举，同时，头尽量向后仰。

4. 做形体恢复操的注意事项

（1）指导产妇做形体恢复操时，运动量应逐渐增加，时间由短到长，动作按程序进行。

（2）做完形体恢复操后，应让产妇适量补充水分，并待其擦干汗后，再协助进行温水淋浴。淋浴时间10分钟左右即可。

（3）在做形体恢复操的过程中，可能会有恶露反复，如恶露接近没有时，可能在做完操后有所增多，或者已经停止做操后又有少量。但是总的原则是要观察恶露的颜色与量，只要不超过月经量，颜色不是鲜红的新血液，一般问题不大。否则，应立即停止做操。

相关链接：

产后恢复瑜伽的做法

1. 婴儿卷曲式

卧姿，双腿弯曲，双手抱双腿，用额头接触膝盖，身体如婴儿般呈卷曲状。（练腰腹，使身体有形）

2. 竖式

卧姿，双臂伸直放在体侧，双腿并拢抬升保持与身体呈90度。（美腿练习）

3. V字形

坐姿，双臂与双腿尽量伸直，保持呈V字形状。（美腿练习）

---

4. 坐势脊椎拧转

坐姿，腿交叉收缩于臀下，对侧的一手抱腿，一手放在身体后侧。配合呼吸，头向后侧缓慢转向。（按摩内脏、排毒，练细腰）

5. 牛面式变形

跪式，手掌合拢置在背后，由外向内转向，指尖由下向上尽量抬升的同时，挺胸，头向后仰。同一姿势，背后手势变化，对侧的手在后背相拉。（挺胸，对产后乳房下垂有益）

6. 侧腰伸展

单腿站立，一腿收缩于站立一腿一侧。对侧的手撑腰，另一手向前倾斜伸直，做侧腰运动。再换一个方向进行。（练平衡，练细腰）

5.7 产妇心理调适护理

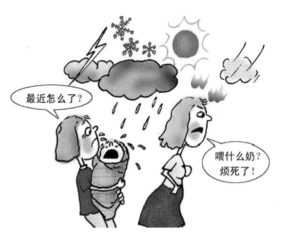

产妇经过艰难的分娩活动，终于诞下了宝宝，看着宝宝熟睡的模样，产妇才真正意识到自己已经成为一个妈妈了。对于角色的

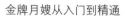
转变，不少新妈妈都无法适应，甚至很多新妈妈会出现产后抑郁，对于这种情况，产妇的心理护理就显得很重要了。

1. 产妇心理护理的重要性

对于产妇的心理护理，无论是从新妈妈的角度还是从宝宝的角度，抑或是周围家人朋友的角度，都是很有必要的。

产妇若是心理出现抑郁，势必会影响产后身体的恢复，并可能影响母乳的质量，这对宝宝来说也是非常不利的。

另外，抑郁的产妇会给家人和朋友造成困扰，让他们担心。

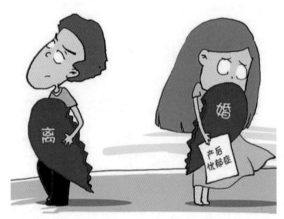

2. 产妇心理护理的原因

（1）生理原因。分娩时产妇消耗了大量的能量，对于分娩的疼痛还心有余悸，加上体内激素产生了变化，这就会造成孕妇的心理抑郁。

（2）心理原因。新妈妈无法适应新的身份，对自己身为母亲这个角色缺乏认同，认为自己照顾不了宝宝，从而产生了压力。

（3）社会原因。很多产妇可能会由于分娩而失去工作，但生产之后再想工作的又担心没人照顾宝宝，这样一来产妇的心理就会感到抑郁。

3. 产妇的心理护理方法

可采取以下方法，对产妇进行心理护理。

（1）保持安静，让产妇好好休息。产妇刚消耗了巨大的精力和体力，需要好好休息，因此需要减少不必要的打扰。周围人不要谈论会让产妇敏感的话题，比如宝宝的性别、产妇的体型、宝宝生下来之后会加重负担等。产妇产后情绪极不稳定，对于敏感话题的反应都很激烈，这样一来就会直接的影响产妇的身体和心理的健康。

（2）鼓励产妇，不要让她一个人。不要

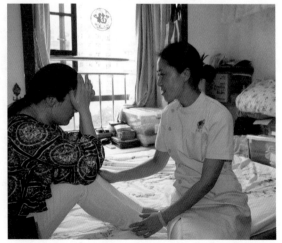

让产妇总是一个人待着，最好有人陪着，不要让她感到孤单，同时给予鼓励，帮助产妇认同自己母亲的角色。可以鼓励产妇将自己的感受和想法说出来，不要让她憋在心里。可以给产妇讲解一下照顾宝宝的知识，鼓励产妇多和宝宝互动，让产妇消除消极的思想。

（3）家庭和睦，家人的支持。产妇的心理护理最关键的还是看家人的态度，家人要体贴产妇，产妇产后脾气可能不好，家人一定要理解，要帮助产妇从心理上树立信心，让她觉得自己也是这个家庭中很重要的人。同时监督产妇喂养母乳，在母乳喂养的过程中可能有一些小问题，这时家人要和产妇一起解决，要保持家庭温馨和睦的氛围。

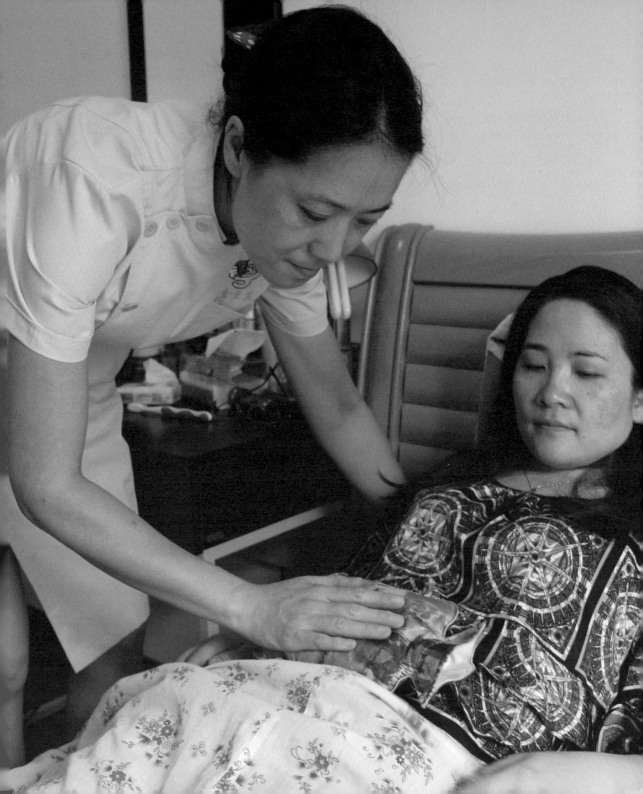

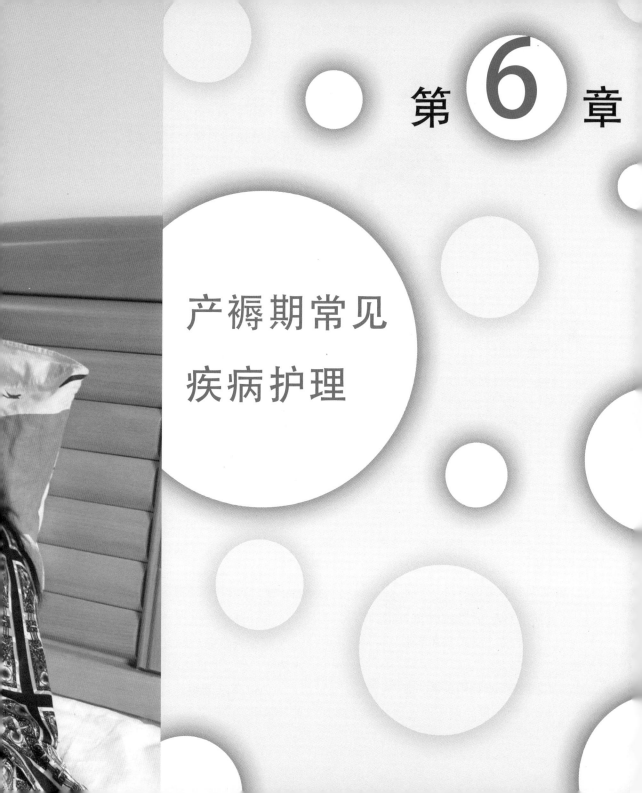

第 **6** 章

产褥期常见
疾病护理

6.1 产妇乳头皲裂护理

乳头皲裂是哺乳期常见病之一，轻者仅乳头表面出现裂口，甚者局部渗液渗血，日久不愈反复发作易形成小溃疡，处理不当又极易引起乳痈。

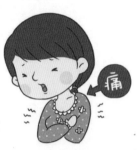

特别是哺乳时往往有撕心裂肺的疼痛感觉，令患者坐卧不安、极为痛苦。

1. 乳头皲裂原因

乳头皲裂原因如下。

（1）由于乳头内陷、扁平等乳头畸形，造成吸吮困难。

（2）产妇喂奶方法不当，哺乳时间过长。

（3）哺乳期产妇乳头皮肤柔嫩，不耐新生儿唾液浸渍和吸吮，或新生儿咬破乳头。

（4）新生儿高热或麻疹时吮乳，乳头被病毒感染。

2. 预防乳头皲裂的方法

预防产妇乳头皲裂的方法如下。

（1）告知产妇不要在新生儿特别饥饿时喂哺。

（2）指导产妇用正确的姿势喂哺。

（3）经常帮产妇按摩乳房，刺激喷奶反射。

（4）建议产妇每次哺乳之后将乳头晾干后挤几滴奶均匀地涂在乳头上，可起到保护乳头的作用。

（5）告知产妇不能使用肥皂清洗乳头。

（6）告知产妇哺乳完毕后切勿从新生儿口里强拉出乳头。

（7）产妇应穿宽松的棉制品内衣并戴胸罩，胸罩潮湿应及时更换。

3. 乳头皲裂护理

乳头皲裂护理措施如下。

（1）告知产妇要保持局部卫生，用玻璃罩、橡皮乳头或消毒纱布保护乳头，可减轻疼痛。

（2）产妇内衣保持干燥，勤换洗，防止被乳汁浸渍。

（3）产妇哺乳前月嫂可用温开水帮助产妇清洗乳头，哺乳后局部涂用10%鱼肝油软膏。

（4）产妇乳头皲裂严重时，建议其暂时停止哺乳24~48小时，将乳汁挤出或吸出再喂新生儿，从而减轻炎症的发展，促进裂口愈合。

（5）对产妇长久不愈的伤口，可用少许25%硝酸银帮助产妇轻涂患处，再用生理盐水洗净，促其早日痊愈。

（6）可去看中医，然后按照中医的要求煎药服用。

4. 产妇乳头皲裂时如何哺乳

（1）建议产妇哺乳前用湿热毛巾敷乳房和乳头3~5分钟，同时按摩乳房以刺激泌乳，并先挤出少量乳汁使乳晕变软再开始哺乳。

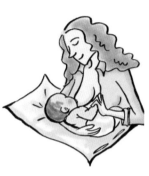

（2）建议产妇损伤轻的一侧先哺，以减轻新生儿对另一侧乳房的吸吮力。哺乳体位应交替，如一次为卧位，下一次则应改为坐位。

（3）建议产妇哺乳应每隔2~2.5小时1次，每次10~15分钟。

（4）建议产妇停止哺乳时，轻压婴儿下颌，温和地中断吸吮。

（5）建议产妇平时可在损伤部位涂少许乳汁、凡士林或其他洁净油脂保护皮肤，但忌用含硼酸的药水或软膏，以免引起婴儿中毒。

（6）若产妇疼痛剧烈，可告知产妇暂停哺乳24小时，将乳汁按时挤出用小匙喂新生儿。

6.2 产妇乳腺炎护理

乳腺炎是初产妇常见的一种病症，轻者不能给婴儿正常喂奶，重者则要手术治疗。但能及早预防或发现后及时治疗，可避免或减轻产妇的乳腺炎病症。产前每月在乳头及乳晕上擦一次花生油，妊娠8个月后每日用酒精或温水洗擦乳头、乳晕，使乳头皮肤变韧耐磨，预防产后婴儿吸吮而皲裂。

1. 产妇乳腺炎的症状

如果乳房出现乳头疼痛，局部皮肤发红发热；触摸时有疼痛感和硬结；产妇突然高烧39℃以上，并有寒战、畏寒；患侧腋下淋巴结肿大，压迫有痛感，应考虑可能已患乳腺炎。

2. 产妇乳腺炎的护理

（1）采用母乳过多时挤奶的方法。新生儿还没有吃空乳汁就停止哺乳时，应该将剩余的乳汁及时挤干净。具体操作步骤如下。

a. 坐或站均可，以自己感到舒适为准。挤奶前彻底洗净双手，将容器靠近乳房。

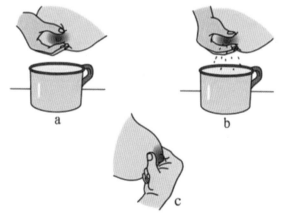

b. 用拇指及食指向胸壁方向轻轻下压（压力应作用在拇指及食指间乳晕下方的乳腺组

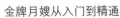
织上），反复一压一放，依各个方向按照同样方法压乳晕，注意不要挤压乳头。

c.一侧乳房至少挤压 3~5 分钟，两侧交替。挤奶时，按摩力量要适度，切忌用力过猛。

 金牌月嫂的妙招：

将挤出的乳汁接到清洁的杯子里，如果新生儿已经吃饱，可以请产妇家人饮用或放进冰箱进行冷藏保鲜待用。

（2）乳房的清洗。月嫂在产妇每次喂奶前后，应用温水洗净产妇乳头及乳晕。

（3）局部热敷或用吸奶器。如果产妇已经发生乳汁郁结，月嫂可以局部热敷或用吸奶器帮助产妇将乳汁吸出，也可用双手从产妇乳房四周向乳头方向轻轻推柔。

（4）服药、注射退奶。如果产妇在切开排脓后，伤口内有乳汁流出，为避免影响伤口愈合，可服药、注射退奶。

（5）急性乳腺炎的护理。急性乳腺炎有时症状不明显，会延误诊断。当产妇感到发冷、发热，全身不适，乳房局部红肿疼痛时，月嫂应及时带产妇就诊。早期如用冷敷治疗炎症块不消失，可以用热敷促使产妇吸收，使乳汁畅通，并可以采用抗生素治疗。

 金牌月嫂的妙招：

症状较轻的产妇，可以做局部温湿敷，或者外敷中药如意金黄散，还可继续进行母乳喂养。症状较为严重的产妇，如发高烧并伴有发冷、发热症状，就应该提醒产妇及时到医院就诊。

6.3 产妇产后感染护理

产妇分娩过程中产道、会阴撕裂的伤口如果没有处理好很容易感染，了解产后感染护理对月嫂的工作有很大的帮助。

1. 产妇产后感染的原因

产妇产后感染的原因如下图所示。

原因一 ▷ 母体因为产前贫血、营养不良或先天体质虚弱等因素

原因二 ▷ 产妇在分娩过程中，产道、会阴伤口受到感染以及失血所导致

原因三 ▷ 泌尿道或乳腺发炎等非分娩直接造成的感染发热

产妇产后感染的原因

2. 产妇产后感染的类型及症状

（1）会阴、阴道感染：除了发热外，感染部位会出现红肿、热痛，会阴缝合处可能

出现脓性分泌物。

（2）子宫内膜炎：产妇除了会有子宫压痛感外，还会持续出现血性恶露和分泌物。

（3）盆腔蜂窝组织炎：产妇除了在下腹与阴道会有压痛外，阴道内侧还会有肿块，子宫附近的韧带、组织发炎、肿胀。

（4）尿道炎、肾盂肾炎：产妇会出现小便疼痛、频尿、血尿等不适。

3. 产妇产后感染的护理要求

产妇产后感染的护理要求如下图所示。

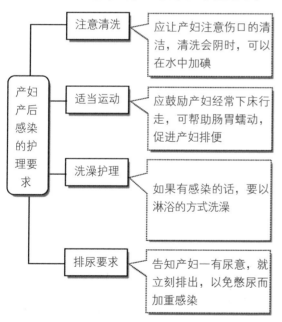

产妇产后感染的护理要求

6.4 产妇产后痛护理

产妇在产后腹部像抽筋般的疼痛症状，尤其是喂哺新生儿母乳时，这种症状就是"产后痛"。

1. 产后痛的原因

产妇产后痛的原因主要是子宫收缩，使子宫能正常下降到骨盆腔内所引起的疼痛。喂哺母乳的产妇，因为新生儿吸吮会使体内释出缩宫素，刺激子宫收缩加重产后痛，不过 4~7 天这种疼痛会自然消失。

> 💡 **金牌月嫂的妙招：**
>
> 产妇在分娩后第 1 天，子宫维持在脐部高度，然后每天下降一横指；10~14 天，子宫会恢复到骨盆腔内的位置；4~6 周，恢复到正常体积。

2. 产妇产后痛护理的注意事项

月嫂对产妇产后痛进行护理时，应注意下图所示的事项。

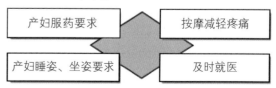

产妇产后痛护理的注意事项

（1）产妇服药要求。产妇住院期间医生

所开的药物，大多是帮助排恶露和子宫收缩的一些常用药。因此，不要同时服用生化汤，以免子宫收缩过强造成产后痛。

（2）产妇睡姿、坐姿要求。月嫂应

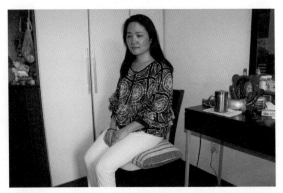

提醒产妇采用侧睡的姿势，避免长时间站立或久坐，以减少该部位的疼痛。产妇坐时，应该在臀部垫个软座垫，以减轻产妇的疼痛。

（3）按摩减轻疼痛。产妇在分娩后的4~7天，可以在其肚脐下方触摸到一个硬块，这就是子宫的位置。最好在产后前4~7天里，用手掌稍微施力做环形按摩，并用俯卧姿势来减轻疼痛。

（4）及时就医。如果产妇仍然感觉疼痛不舒服，影响到休息及睡眠，应让产妇就医；必要时，可以用温和的镇静药止痛。

6.5 产妇产后下床眩晕的护理

分娩对产妇来说是一次相当大的消耗，

而产妇产后较长时间的卧床，机体也不适应直立状态，所以突然起床下地时常有晕厥现象，这主要是头部暂时性缺血所致。因此，产妇在下地前，一定要先在床上坐几分钟，感觉没有什么不适时再下地活动，使机体有一个适应过程。一旦发生晕厥，也不要惊慌，将产妇立即抬到床上平卧一会就会恢复。

月嫂对产妇下床后产生的眩晕进行护理时，应该注意以下事项。

1. 产妇起床时指导

（1）卧床产妇准备离床时，应先抬高床头半卧位适应几分钟，然后慢慢放下两腿悬挂2~3分钟，若无眩晕、视物模糊、出冷汗等症状，才可慢慢地起立。

（2）在体位改变过程中，应观察产妇的心率、血压、面色、皮肤湿度等，如有不适则立即平卧。

（3）起床时勿过急，离床活动时应有人陪伴，以免摔倒。

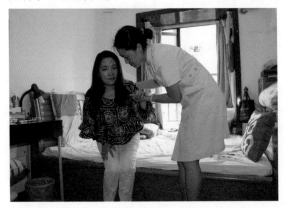

金牌月嫂的妙招：

产妇下床的次数慢慢增加后可以先让产妇在床上稍微活动后再下床，切记不能让产妇躺着时突然起身下床。

2. 产妇上厕所的护理

（1）产妇下床排便前，要先让产妇吃点东西恢复体力，以免其昏倒在厕所。

（2）在产妇上厕所的时候，月嫂要陪伴在产妇左右。

（3）产妇上厕所的时间如果较久，要告知产妇站起来的时候动作要慢，不要突然站起来。

金牌月嫂的妙招：

如果产妇去上厕所时月嫂因其他事不能陪伴，一定要叫其熟悉的人进行陪伴，避免产妇上厕所时出现昏倒的情况却无人知晓。

3. 产妇头晕时的护理

如果产妇有头晕现象，要让她立刻坐下来，把头向前放低，在原地休息。给产妇喝点热水，观察她的面色，等到产妇恢复后，再扶她回到床上。

6.6 产妇产后贫血护理

分娩过程失血过多，很容易造成产妇贫

血，贫血严重会影响到产妇的身体恢复及宝宝的营养健康。

1. 产妇贫血的症状

病情较轻的产妇，除了面色苍白外，无其他明显症状；病情较重的产妇，就可能出现面黄、水肿、全身乏力、头晕、心悸、呼吸急促等症状，因此要及时调治。具体症状如下图所示。

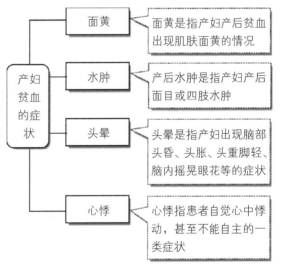

产妇贫血的症状

2. 产后贫血的饮食护理

分娩过程中及产后的失血，会造成产妇贫血。因此，产后及时、合理补血非常必要。月嫂给产后贫血的产妇进行护理时，最好是进行食疗。也就是说，要注意产妇的饮食调养。

相关链接：

产妇贫血食疗方

1. 当归生姜羊肉汤

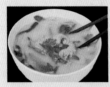

当归20克，生姜15克，羊肉250克，大枣10枚，加水适量炖熟，油盐调味，饮汤食肉。

2. 归芪炖鸡

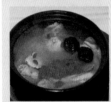

母鸡一只（宰杀去内脏），当归30克，黄芪100克（纳入鸡腹内），加水适量，炖烂，油盐调味，饮汤食肉，适合调补产后出血。

3. 枸杞猪骨汤

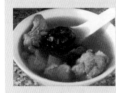

猪骨500克，枸杞子30克，大枣10枚，加水适量炖熟，油盐调味，饮汤食枸杞、枣。

4. 豆腐猪血汤

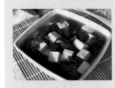

豆腐200克，猪血250克，大枣10枚，加适量水，油盐调味，煮熟食用

3. 产后贫血调补中的注意点

（1）重视脾胃。脾胃为后天之本，气血生化之源。贫血要注意调补脾胃，并要做到补而不滞、补不碍胃。对于消化功能不好的患者，可在进补的同时服用些香砂六君丸。

（2）顾护阴液。贫血为阴血亏虚，选择药物或食物时，应避免辛温燥热之品，忌食麻辣、烧烤、油炸食品，戒烟酒。

只有治愈贫血，产妇才能积极地参加适当的运动，才能锻炼身体，促进体力恢复，做事才能集中精神、有耐心，才能更好地哺育小孩，营造幸福的家庭。

6.7 剖宫产后疤痕的护理

疤痕是手术后伤口留下的痕迹，通常呈白色或灰白色，光滑、质地坚硬。大约在手术刀口结疤2~3周后，疤痕开始增生，这个时候，局部会发红、发紫、变硬并突出皮肤表面。

1. 剖宫产疤痕增生期

疤痕增生期大约持续三个月至半年左右，之后纤维组织增生逐渐停止，疤痕也逐渐变平变软，颜色变成暗褐色，这时疤痕就会出现痛痒，尤以刺痒最为明显，特别是在大量出汗或天气变化时常常感到刺痒得难以忍受。夏日，出汗时疤痕被汗液浸湿，汗液中的盐分会刺激疤痕内部的神经末梢，于是就会感觉疼痛和奇痒。当天气变化时由于冷热温差和干湿的变化比平时强烈得多，疤痕内的神经末梢能敏感地感受到这种变化。对此，月嫂应告诉产妇不要害怕，疤痕的刺痒会随着时间的延长逐渐自行消失。

2. 剖宫产后疤痕的养护

剖宫产后疤痕的养护要点如下。

（1）产妇手术后不要过早地揭刀口的痂，过早硬行揭痂会把尚停留在修复阶段的表皮细胞带走，甚至撕脱真皮组织，并刺激伤口出现刺痒。

（2）涂抹一些外用药，如肤轻松、去炎松、地塞米松等用于止痒。

（3）避免阳光照射，防止紫外线刺激形成色素沉着。

（4）改善饮食，多吃水果、鸡蛋、瘦肉、肉皮等富含维生素 C、维生素 E 以及人体必需氨基酸的食物。这些食物能够促进血液循环，改善表皮代谢功能。切忌吃辣椒、葱、蒜等刺激性食物。

（5）保持疤痕处的清洁干燥，及时擦去汗液，告知产妇不要用手搔抓、用衣服摩擦疤痕等方法止痒，以免加剧局部刺激，促使结缔组织炎性反应，引起进一步刺痒

并隆起。

（6）当疤痕黑痂去掉后，应立即使用美皮护等硅酮护理敷料来预防疤痕增生，防止疤痕增生突起，色素沉淀增加，影响外观。如果是好多年的永久疤痕，也可使用这样的敷料治疗，达到去除增生，消散色素等目的。

6.8 尿潴留的护理

产妇产后 6 小时不能自主排尿，小腹胀满，称尿潴留。多见于初产妇或产程较长的产妇。

1. 尿潴留的预防

在产后 4~6 小时内，无论有无尿意，都应让产妇主动排尿。可在产后短时间内让产妇多吃些带汤饮食，多喝红糖水，使其膀胱迅速充盈，以此来强化尿意。

2. 尿潴留发生后的护理

（1）不习惯卧位排尿的产妇，可以坐起来或下床小便。

（2）用温开水洗产妇外阴部或热水熏外阴部，以解除尿道括约肌痉挛，诱导排尿反射。也可用持缓的流水声诱导排尿。

（3）在产妇耻骨联合上方的膀胱部位，用热水袋外敷，以改善膀胱的血液循环，消除水肿。

金牌月嫂从入门到精通

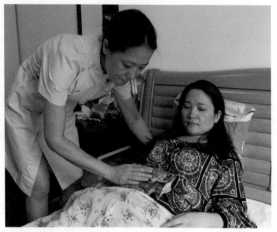

如果使用以上方法后产妇仍不排尿，则要让医生处理。

6.9 尿失禁的护理

生育后，产妇盆底组织松弛，耻骨、尾骨肌群张力降低，咳嗽或用力时由于腹内压升高压迫膀胱引起尿失禁。产妇尿失禁护理包括以下几个方面。

（1）产后在身体尚未复原之前，不宜过早地剧烈运动或用力过度，如提重物。

（2）尽量避免感冒，因感冒一般会导致咳嗽，咳嗽可引起尿失禁。产妇一旦感冒应及早治疗。

（3）指导产妇进行缩肛锻炼，即做收缩肛门的动作，每日30次左右。

（4）指导产妇做憋尿锻炼。具体方法是：小便不要畅快淋漓地解出，可以先解一点，中途憋几秒钟，然后再解一点，一直到解完为止。

6.10 褥汗的护理

在产后最初几天，产妇总是出汗较多，特别是在睡眠时和初睡时，常见产妇衣服、被子都被汗水浸湿，医学上将此种生理现象称为褥汗。

产后多汗并非病态，也不是身体虚弱的表现，一般数日内自行好转，不需特殊处理。但要注意下图所示的几点。

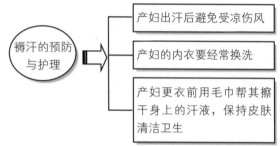

褥汗的预防与护理

6.11 产后感冒的预防与护理

1. 产妇感冒的预防

产妇分娩后10天内，一般出汗较多，因为通过排汗可以排出体内积蓄的废物，这是正常的生理现象。但因出汗过多，毛孔张开，易受风寒而引起感冒及咳嗽，这对产后恢复健康是不利的，还会致病，留下病根。因此，要注意以下几个方面。

（1）居室要通风，但要避免直接吹风，

褥汗的预防与护理 → 产妇出汗后避免受凉伤风 / 产妇的内衣要经常换洗 / 产妇更衣前用毛巾帮其擦干身上的汗液，保持皮肤清洁卫生

无论冬夏都要适当开窗，通风换气，保持室内空气新鲜。

（2）冬天将室温控制在22~26℃，夏季高温时，为避免中暑，室内开空调的温度应控制在28℃左右。最好保持恒温，切忌忽冷忽热。

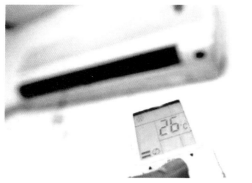

（3）产妇出汗后要用干毛巾擦汗，不要用凉毛巾擦。

（4）在坐月子期间，产妇穿衣要适当，过多或过少都不宜。被子也要盖得适当，一会儿盖一会儿又不盖容易受寒。

 金牌月嫂的妙招：

如果家中有人患了感冒，应立即采取隔离措施，房间里还应及时用食醋熏蒸法进行空气消毒，每立方米空间用食醋5~10毫升，加水将食醋稀释2~3倍，关紧门窗，加热使食醋在空气中逐渐蒸发掉。

2. 产妇感冒不发高烧的护理

感冒但不发高烧时，要注意以下几点。

（1）产妇需多喝水，吃清淡易消化的食物，服用感冒冲剂、板蓝根冲剂等药物。

（2）尽可能地安排产妇多睡眠、多休息。

（3）为产妇配备口罩，要求其戴口罩给孩子喂奶。

3. 产妇感冒伴有高烧的护理

（1）如果产妇感冒伴有高烧，不能很好地进食，身体十分不适，则要送其到医院治疗。

（2）高烧期间可暂停母乳喂养1~2日，停止喂养期间，护理员要协助产妇把乳汁吸出，以保持以后能继续母乳喂养。

（3）让产妇多饮水和新鲜果汁，吃清淡易消化的食物，休息好，这样，病情常常能更快地好转。

4. 产妇产后感冒的饮食护理

产妇感冒可以通过一些饮食来减轻或者治疗感冒，下面介绍几款食疗方案。

（1）桂圆大枣汤

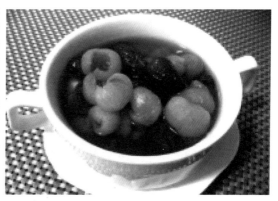

桂圆肉30克，生姜6克，大枣10枚。先

将桂圆肉、生姜洗净，大枣去核，共放锅内，加水适量。大火煎开，小火再煎 25 分钟后即可。饮汤，每日 2 次。

（2）乌鸡山药汤

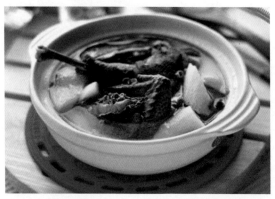

乌骨鸡肉 100 克，山药 30 克。先将鸡肉、山药洗净，切块，共放锅内，加水适量。大火煎开，小火再煎 45 分钟，至鸡肉熟烂即可。饮汤食肉，每日 2 次。

（3）胶枣汤

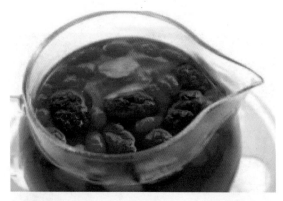

阿胶 30 克，生姜 10 克，大枣 10 枚。先将大枣去核、生姜洗净，共放锅内，加水

适量，煎煮 25 分钟。至枣熟烂，将阿胶纳入汤液中溶化，即可服用。饮汤，每日 2 次。

6.12 产妇中暑的预防与处理

1. 产妇中暑的预防

（1）居室要保持清洁，打开门窗，让空气流通，可在床上铺凉席，使用扇子，千万不要用电风扇直吹。

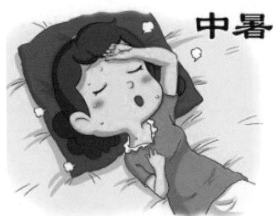

（2）衣着应宽大凉爽。最好为产妇选择真丝或棉织的衣料做贴身的衣裤，衣着宜宽松，胸罩和腰带不宜束缚过紧。

（3）在个人的卫生方面，分娩一周后，应每天都要用温开水擦洗身体，健康状况较佳时可采用淋浴。

（4）合理调配饮食。为了保证产妇和新生儿的营养，尽量使产妇在夏天保持食欲，多吃新鲜蔬菜，如黄瓜、西红柿、扁豆、冬瓜等；多吃新鲜豆制品，常吃用鸡肉丝、猪肉丝、鸡蛋、紫菜、香菇做的汤，经常变换菜肴样式。

另外，要注意让产妇少吃油腻的食物。产妇下肢若无明显浮肿可喝一些含盐的饮料，以补充出汗损失的盐分。

2. 产妇中暑的护理

当产妇发生分娩褥中暑应迅速降温，积极防止休克。产妇中暑的护理方法如下。

（1）开窗通风、降低周围环境温度（室内洒些凉水，放冰块降温等），到通风较好的凉爽处休息（注意不要对着风口）。

（2）解开产妇的衣服，让产妇多饮些淡

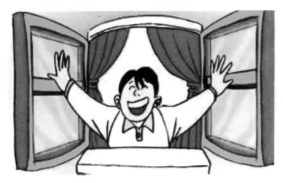

盐水或服十滴水、仁丹、解暑片、藿香正气水等，短时间内即可好转。

（3）如果产妇体温超过 40℃，有说胡话、昏迷、呕吐、血压下降等症状时，应让其侧卧，头向后仰，保证其呼吸道畅通。在呼叫救护车或通知急救中心的同时，可用湿毛巾或用 30%~50% 的酒精擦浴前胸、后背等处。

6.13 产后便秘的防范与调理

1. 产后便秘的原因

（1）由于妊娠晚期子宫长大，腹直肌和盆底肌被膨胀的子宫胀松，甚至部分肌纤维断裂，产后腹肌和盆底肌肉松弛，收缩无力，腹压减弱，加之产妇体质虚弱，不能依靠腹压来协助排便，解大便自然变得困难。

（2）产妇在产后几天内多因卧床休息，活动减少，影响肠蠕动，不易排便。

（3）产妇在产后几天内的饮食单调，往往缺乏纤维素食物，尤其缺少粗纤维的摄入，这就减少了对消化道的刺激作用，也使肠蠕动减弱，影响排便。

2. 产妇便秘的防范

产妇便秘的防范要点如下。

（1）产妇在分娩后，应适当地活动，不能长时间卧床。告知产妇产后前两天应勤翻身，吃饭时应坐起来。产后两天应下床活动。

（2）在饮食上，要注意下图所示的几点。

要点一	建议产妇多吃纤维多的食品，如粗粮、芹菜等
要点二	建议产妇多吃水分多的食品，如雪梨等富含水分的水果

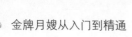
要点三	建议产妇多吃能够促进肠蠕动的食品，如蜂蜜、香蕉、芋头、苹果等
要点四	建议产妇多吃富含有机酸的食品，如酸奶有帮助消化与通便的功能，可常饮用
要点五	建议产妇多吃含脂肪酸的食品，如花生米、松仁、黑芝麻、瓜子仁等

预防便秘的饮食要点

（3）平时应保持精神愉快、心情舒畅，避免不良的精神刺激，因为不良情绪可使胃酸分泌量下降，肠胃蠕动减慢。

3. 产妇便秘的调理

调理原则是以补血、养阴、润肠为主，尽量采用食疗，多吃易消化的食物，适当吃青菜及粗纤维的食物。

以下介绍几种预防及治疗便秘的食谱。

（1）芹菜茭白汤。取新鲜茭白100克，旱芹菜50克，水煎服，每日一剂，可辅助治疗便秘。

（2）油菜汁。取洗净的新鲜油菜捣绞取汁，每次饮1小杯，每日饮用2~3次，可辅助治疗便秘。

（3）茼蒿汤。取新鲜茼蒿250克，做菜或做汤吃，每日一次，连续吃7~10天，可辅助治疗便秘。

（4）韭菜粥。韭菜50克，粳米50克，将韭菜洗净切碎，同粳米共同放入锅中，加水煮粥，可治疗便秘。

（5）黄豆皮汁。黄豆皮200克，煎水，加入蜂蜜适量，分次服饮，对便秘有一定治疗作用。

（6）蜂蜜芝麻糊。蜂蜜180克，黑芝麻30克研碎，调和蒸熟，每天食用2次。

（7）红薯粥。将红薯500克，洗净削去外皮，切成块放在锅内，加水适量，煮至熟烂，再加少量白糖调味，让产妇在临睡前食用。

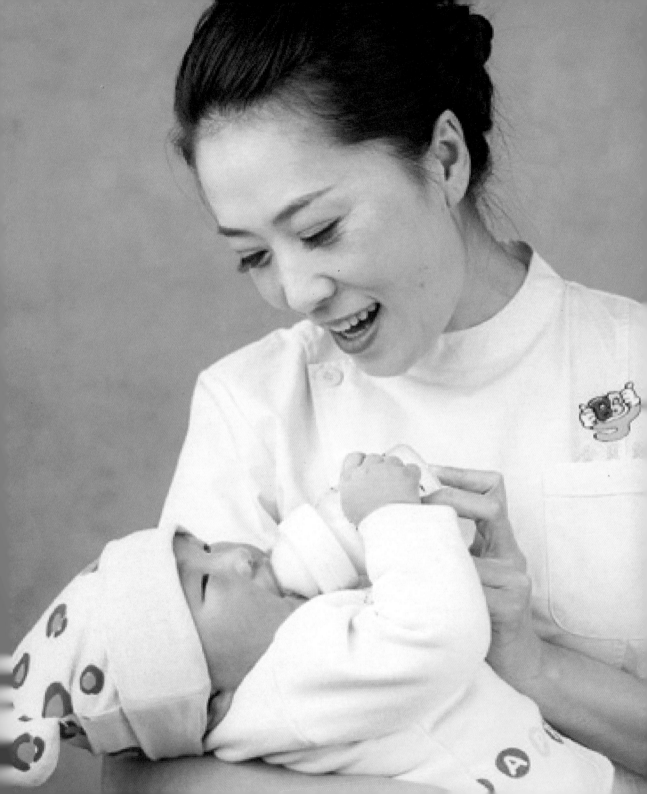

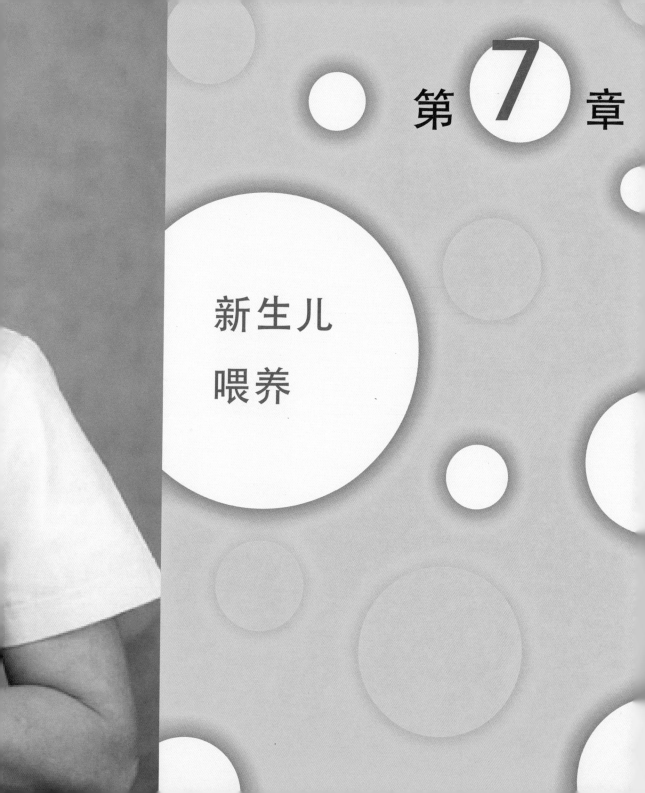

第**7**章

新生儿
喂养

7.1 母乳喂养

新生儿所需的营养素不仅要维持身体的消耗与修补，更重要的是要供给新生儿生长和发育之用，而母乳无疑最符合新生儿的营养需求。

1. 母乳喂养的好处

（1）对产妇来说，母乳喂养有下图所示的好处。

好处一	降低乳腺癌的发生率
好处二	可消耗产妇孕期积累的脂肪，有利于体型的恢复
好处三	有利于子宫收缩，减少产后并发症的发生
好处四	延长产妇月经来潮期、延缓排卵

母乳喂养对产妇的好处

（2）对新生儿来说，母乳喂养有如下好处。

① 母乳有利于新生儿的消化和吸收。

② 母乳含二十二碳六烯酸，对新生儿视觉神经发育起到很好的促进作用。

③ 母乳含有足够的氨基酸与乳糖等多种物质，不但能提高新生儿的免疫力，更能降低新生儿过敏体质的发病率。

④ 母乳喂养有利于新生儿人格的发展、母子情感的培养。

（3）对家庭来说，母乳喂养简便、省时、省力、经济，减少家庭开支，有利于家庭和睦、社会和谐。

2. 母乳的分类

母乳可分为以下四类。

（1）初乳：即产后 4～5 天以内分泌的乳汁，其特点是色黄，较稠，蛋白质和矿物质含量高，有助于胎便排出。初乳含有丰富的抗体。

（2）过渡乳：即产后 6～10 分泌的乳汁。此期乳中的蛋白质较初乳少，脂肪和乳糖较初乳多。

（3）成熟乳：即分娩 10 天～9 个月后分泌的乳汁，脂肪含量高，有利于新生儿的脑发育。

（4）晚乳：即产后 10 个月以后分泌的乳汁，总量减少，各种营养成分含量也减少。

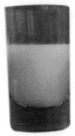 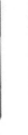 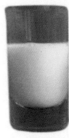 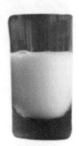

初乳　　　　过渡乳　　　　成熟乳

具体营养成分如下表所示。

各阶段母乳的营养成分

时间	蛋白质 /%	脂肪 /%	糖 /%	矿物质 /%
初乳	2.25	2.83	2.59	0.3077
过渡乳	1.56	4.87	7.74	0.2407
成熟乳	1.15	3.26	7.50	0.2062
晚乳	1.07	3.16	7.47	0.1978

3. 哺乳次数

新生儿出生后就应开始哺乳，并实行按

需要不定时喂哺。新生儿出生后的1~8天最需频繁哺乳以促使母乳量迅速增多。对于嗜睡或安静的新生儿，应在白天给予频繁哺乳，以满足其生长发育所需的营养。

4. 哺乳姿势

产妇喂哺新生儿时要体位舒适、肌肉放松。可采取以下四种姿势中的任一种。

（1）握头腋下挽抱式（橄榄球式）：适用于剖宫产后、新生儿、乳房很大的产妇、早产儿和双胎宝宝。

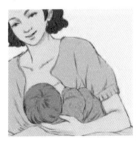

以吃左侧乳房为例，产妇一手掌握住宝宝的头枕部，左前臂支撑住宝宝的身体，左上臂夹持宝宝的身体或双腿于腋下。用枕头适当垫高宝宝达乳头水平，让宝宝的头部靠近左侧乳房。

（2）握头交叉环抱式（修正橄榄球式）：适用于剖宫产后、新生儿、早产儿。

以吃左侧乳房为例：产妇用右手掌握住宝宝的头枕部，右前臂支撑住宝宝的身体，

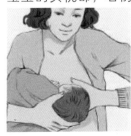

右上臂夹持宝宝的身体或双腿于腋下。用枕头适当垫高宝宝达乳头水平，让宝宝的身体横过自己的胸部，让宝宝的头部靠近左侧乳房。

（3）扶腰臀抱篮式：最传统的哺乳姿势。

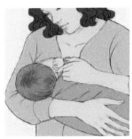

以吃右侧乳房为例：让宝宝的头枕在产妇的右侧肘窝内，右前臂支撑住宝宝的身体，右手掌托住宝宝的腰臀部或者大腿上部，母婴腹部相贴，宝宝的一只胳膊绕到产妇的背后，一只胳膊放在产妇的胸前，宝宝的头部正好贴近右侧乳房。

（4）扶腰臀侧卧式：适用于剖宫产后、午夜或者白天休息时哺乳。

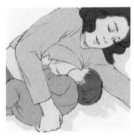

产妇先侧躺在床上，膝盖微微弯曲，把枕头垫在头下、两腿间和背后，用手支撑住宝宝的头颈部和背部，让宝宝侧身与自己相对，母婴腹部相贴，宝宝的小嘴与妈妈乳头处在同一平面。喂对侧乳房时，可以稍微将身体往宝宝方向前倾，让对侧乳房靠近宝宝的嘴巴，或者抱着宝宝一起翻身到另一侧。

（5）半躺式：适用于产后、乳头疼痛、奶阵太急时。

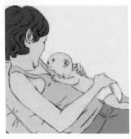

产妇靠坐在床上，背后垫几个枕头，舒适地支撑住身体，双膝微屈，然后把宝宝放在腹部上，让他的脸对着乳房，用一侧手扶住宝宝的头颈部和背部，另一侧手扶住宝宝的臀部，防止宝宝下滑，让宝宝几乎是趴在妈妈身上吃奶。

💡 金牌月嫂的妙招：

哺乳时月嫂应指导产妇先喂一侧乳房，吸空后再换另一侧。取出乳头时，可让新生儿自己张口或将手指放到新生儿的上下齿龈之间让他松口。喂完奶后，要把新生儿竖抱，轻拍后背，让新生儿把咽下去的空气排出来，以免溢奶。

5. 母乳过多时的应对

当产妇母乳过多，宝宝吃不完时，必须挤出来。要是产妇的奶水太多，不及时挤出的话，就会形成淤积，很容易导致产妇的炎症出现，也就是乳腺炎。因此，月嫂应指导产妇及时挤出多余的奶水。

具体方法如下图所示。

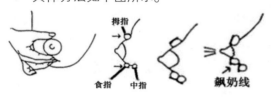

拇指

食指　中指　　　　　飙奶线

（1）放：将拇指、食指和中指分别放在乳头后面2.5~4厘米的地方。

手指所在的地方不一定在乳晕的外围，因为每个人的乳晕大小不同。拇指在乳头上方，另外两个手指在乳头下方，形成字母C的形状。手指所在的地方下面必须是储存乳汁的乳窦。切记，手不要做成杯形托住乳房。

（2）推：向胸壁方向推。

手指不要分开。如果乳房比较大，先向上托起，再向胸壁方向直推。

（3）转：拇指和另外两个手指向前转动。

拇指和另外手指的转动可以按压和清空乳窦，而不会伤害乳房组织。

（4）有节奏地重复。有节奏地重复上述动作，使乳窦中的乳汁排出。放，推，转；放，推，转……

（5）转动。转动拇指和另外两个手指的位置，挤其他乳窦中的乳汁。

💡 金牌月嫂的妙招：

挤奶时请避免这些动作。

（1）不要挤压乳房，以免造成乳房瘀伤。

（2）不要拉扯乳头和乳房，以免造成组织损伤。

（3）不要搓揉推抹乳房，以免造成皮肤灼痛。

7.2 夜间哺乳的注意事项

新生儿还没有形成一定的生活规律，夜间需要母亲的哺喂。夜晚产妇在半梦半醒的状态下给新生儿喂奶很容易发生意外，所以在这个方面月嫂要提起精神特别小心处理，夜间喂奶的注意事项如下。

1. 谨防宝宝着凉

夜间给宝宝喂奶，很容易感冒，所以，在给宝宝喂奶前，记得把窗户关好，并用毛毯把宝宝裹好。喂奶时注意把宝宝四肢裹严。

2. 不要让新生儿含着乳头睡觉

月嫂要告知产妇，新生儿含着乳头睡觉会影响新生儿的睡眠，也不能让新生儿养成良好的吃奶习惯，而且还有可能在产妇睡熟后，乳房压住新生儿的鼻孔，造成新生儿窒息死亡。

3. 保持坐姿喂奶

为了培养新生儿良好的吃奶习惯，避免发生意外，月嫂一定要告知产妇在夜间给新生儿喂奶时，也应像白天那样坐起来抱着新生儿喂奶。

4. 房间光线要暗

夜间起来喂宝宝，灯光要暗，同时将

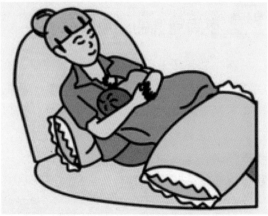

互动减到最低程度，尽量不要刺激宝宝，安静地给他（她）换尿布，喂他（她），然后放他（她）上床睡觉。这样既能保证母子充足的睡眠，也能逐渐改变宝宝夜间吃奶的习惯。

5. 延长喂奶间隔时间

如果新生儿在夜间熟睡不醒，可尽量少惊动他，把喂奶的间隔时间延长。一般新生儿期的婴儿，晚上喂两次奶就可以了。

7.3 人工喂养

产妇患有疾病或其他原因不能喂母乳，而全部用其他奶类或代乳品喂养，称为人工喂养。人工喂养选用牛奶、羊奶和奶粉代替母乳。目前有多种配方奶粉，分别适用于不同月龄的婴儿。配方奶粉不需要加热，直接用温开水冲调即可。一般 3~4 小时喂一次。

1. 人工喂养新生儿每日需要的奶量

人工喂养新生儿每日需要的奶量详见下表。

人工喂养新生儿每日需要的奶量

月龄	每日奶量／毫升	每日哺喂次数／次	每次奶量／毫升
1~2 周	200~400	6~7	30~70
2~4 周	400~600	6~7	60~90
1 个月	700 左右	6~7	100~120

2. 冲调奶粉的步骤

人工喂养时冲调奶粉的步骤如下。

（1）冲奶前，月嫂必须先洗净双手。

（2）取消毒过的奶瓶，先加入适量的温开水，开水温度最好在 40~60℃。

（3）加入正确数量的奶粉，将匙中的奶粉用筷子或刀子刮平，对准奶瓶将奶粉倒入奶瓶。

（4）给奶瓶套上奶嘴，轻轻摇晃均匀即可。

（5）将奶瓶倒置，在手臂内侧滴一滴，确定温度是否合适。

 金牌月嫂的妙招：

将奶瓶倒置时，刚开始 1~2 秒，奶水是以细细的直线流下，然后一滴接一滴流下，注意此时手不要碰到奶嘴。

3. 冲调奶粉的注意事项

月嫂在为新生儿冲调奶粉时，应注意以下事项。

（1）正确的冲调方法是将定量的40~60℃的温开水倒入奶瓶内，再加入适当比例的奶粉。一般在30毫升水中加入一平勺奶粉，调匀即可。最好现配现吃，以避免受到污染而变质。

（2）已经冲调好的奶粉若再煮沸，会破坏蛋白质、维生素等营养物质原有的营养成分。

（3）不可自行增加奶粉的浓度及添加辅助品，因为这样会增加新生儿的肠道负担，导致消化功能紊乱，引起便秘或腹泻，严重的还会出现坏死性小肠结肠炎。此外，当新生儿患病服药时，不可盲目地将药物加到奶粉中给新生儿服用，应遵医嘱。

（4）用汤匙舀起奶粉，舀起的奶粉需松松的，不可紧压。注意不可将奶粉先倒入奶瓶。

（5）盖上奶嘴，摇晃均匀，并检查奶的温度及流速。切忌上下摇晃，以免奶起泡。

4. 给新生儿喂奶步骤

月嫂给新生儿喂奶要按以下步骤进行。

（1）给新生儿戴上围嘴，免得湿了衣服；

（2）把新生儿竖立直抱或者倾斜抱着；

（3）喂奶时，将奶瓶倾斜地靠近新生儿嘴边；

（4）新生儿吸进奶嘴后，将牛奶充满整个奶嘴，并将奶瓶略微转动，以防新生儿吸入过多空气；

（5）喂完奶后将新生儿竖直抱起排气。

5. 人工喂奶注意事项

人工喂奶时，月嫂要注意以下事项。

（1）喂奶前需洗净双手。

（2）喂奶前将奶液滴几滴于手背或手臂处试温度，以不烫、不凉为宜。

（3）喂奶时将奶瓶竖起，使奶液充满奶嘴，以免新生儿吸入空气。

（4）喂奶后抱起新生儿轻拍背部，使其打嗝，排出空气。

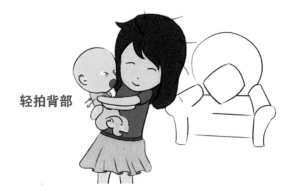

轻拍背部

（5）如有剩余奶则应倒掉，不要留到下次再喂。

（6）奶瓶和奶嘴要认真清洗，煮沸消毒，可放在开水中煮沸10分钟。

6. 新生儿呛奶的应对

新生儿呛奶多为生理性的，因此在新生儿喂养的过程中应按照防止溢奶的方法进行护理。人工喂养的奶嘴开孔要适度，选择仿母乳奶嘴。一次喂奶量不宜过大。喂奶时奶瓶中的奶应该完全充满奶嘴，避免同时进入空气。喂奶后不宜过多变动新生儿体位，以免发生吐奶，预防呛奶的发生。

新生儿呛奶后，月嫂需要采取相关措施。

（1）新生儿发生呛奶后不能等待，应该进行紧急处理。

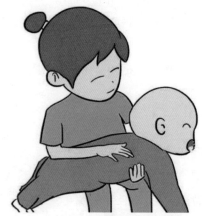

（2）新生儿呛奶后表现出呼吸道不通畅，憋气，面色红紫，哭不出声。此时应将宝宝趴在大人手臂或者大腿上，立刻稍用力地拍宝宝的背；或家长用双手拢在宝宝上腹部，冲击性向上挤压，使其腹压增高，借助冲击力，使气道呛的奶喷出。

金牌月嫂的妙招：

如果呛奶情况紧急，以上处理无效，则应该一边处理，一边送医院。但是，即使是送医院，也一定同时继续以上紧急处理操作，绝不能等到去医院再处理。

7.4 混合喂养

母奶不足需加其他代乳食品，如牛奶、奶粉，以维持婴儿正常的生长发育，这种喂养方法称为混合喂养。

混合喂养是在确定母乳不足的情况下，以其他乳类或代乳品来补充喂养婴儿。混合喂养虽然不如母乳喂养好，但在一定程度上能保证母亲的乳房按时受到婴儿吸吮的刺激，从而维持乳汁的正常分泌，婴儿每天能吃到2~3次母乳，对婴儿的健康仍然有很多好处。

混合喂养每次补充其他乳类的数量应根据母乳缺少的程度来定，喂养方法有两种。

1. 补授法

补授法是在妈妈每次喂奶时，先让宝宝吃母乳，等宝宝吸吮完两侧乳房后，再添加配方奶。如果下次母乳量够了，就不必添加了。

补授法混合喂养的优点是保证了对乳房足够的刺激，这样实施的最终结果可能会重新回归到纯母乳喂养。建议4个月以下的宝宝采用补授法。

2. 代授法

代授法是指一次喂母乳。一次喂牛奶或

代乳品，轮换间隔喂食，适合于6个月以后的婴儿。这种喂法容易使母乳减少，逐渐地用牛奶、代乳品、稀饭、烂面条代授，可培养孩子的咀嚼习惯，为以后断奶做好准备。

 金牌月嫂的妙招：

混合喂养不论采取哪种方法，每天一定要让婴儿定时吸吮母乳，千万不要放弃母乳喂养。

7.5 奶瓶的清洁与消毒

由于奶瓶和奶嘴中会藏有一些污垢和细菌，可能会危害到宝宝的身体健康，所以奶瓶和奶嘴的清洁和消毒至关重要。

具体方法如下。

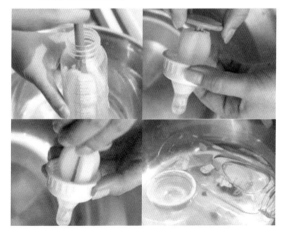

（1）可以用专用的奶瓶洗涤剂，也可以使用天然食材制的洗涤剂，用刷子和海绵清洗干净。

（2）奶嘴部分很容易残留奶粉，无论是外侧还是内侧都要用海绵和刷子彻底清洗。

（3）为了防止洗涤剂的残留，奶嘴要冲洗干净，最好能将奶嘴翻转过来清洗内部。

（4）锅里的水沸腾以后，就可以消毒奶瓶和奶嘴。奶瓶较轻容易浮在水面，将奶瓶内注满水即可沉没。

（5）煮沸3分钟后可将奶嘴取出；奶瓶煮沸5分钟取出。煮沸结束后，放在干净的纱布上沥水，再放入盒子内即可。

 相关链接：

奶瓶的消毒方法

1. 煮沸消毒法

准备一个不锈钢的煮锅，里面装满冷水，水的深度要能完全覆盖所有已经清洗过的喂奶用具。

如果是玻璃的奶瓶，可与冷水一起放入锅中，等水烧开后5~10分钟再放入奶嘴、瓶盖等塑胶制品，盖上锅盖再煮3~5分钟后关火，等到水稍凉后，再用消毒过的奶瓶夹取出奶嘴、瓶盖，待干了之后再套回奶瓶上备用。

如果是塑胶的奶瓶，要等水烧开之后，再将奶瓶、奶嘴、奶瓶盖一起放入锅中消毒，再煮3~5分钟即可，最后以消毒过的奶瓶夹夹起所有的食具，并置于干净通风处，倒扣沥干。

2. 微波消毒法

将清洗后的奶瓶盛上清水放入微波炉，打开高火 10 分钟即可，切不可将奶头及连接盖放入微波炉，以免变形、损坏。

3. 蒸气锅消毒法

使用蒸汽锅消毒前，先将所有的奶瓶、奶嘴、奶瓶盖等物品彻底清洗干净，然后再一起放入，按下开关，待其消毒完毕，会自动切断电源。

如果有很多奶瓶，可以累积到一定的数量或消毒锅可容纳的大小，再一起进行消毒工作。

7.6 给新生儿喂水

在通常的情况下，母乳喂养的婴儿在 6 个月内不必增加任何食物和饮料（包括水）。母乳中的主要成分是水，这些水分对婴儿来讲已经足够了。因此，一般母乳喂养的婴儿不需要再另外喂水，但特殊情况下需喂水，如婴儿由于高烧、腹泻发生脱水情况时，或服用了磺胺药物，婴儿出汗多时，须另喂些温开水以补充体内水分的丢失。

1. 给新生儿喝水的要求

新生儿应该喝烧开后沸腾 3 分钟的自来水。沸腾 3 分钟后，水中的氯气及一些有害物质被蒸发掉，同时又能保持水中对人体必需的营养物质。20~25℃的温白开水具有特异的生物活性，容易透过细胞膜，并能促进

新陈代谢，增强人体的免疫功能。新生儿喝温开水最健康。

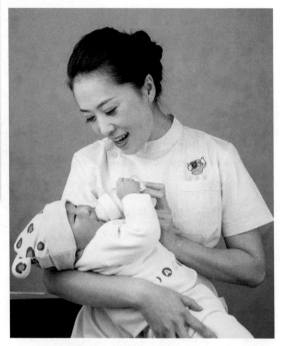

人工喂养、混合喂养的新生儿每两次喂奶之间要喂一次水。一般在喂奶前一小时或喂奶后一小时后喂水，每次 30~50 毫升。

2. 给新生儿喂水的注意事项

宝宝的吞咽功能还没有发育完全，所以喝水时很容易被呛着。

如果宝宝喝水呛了，应该让他俯卧在大人膝上或床上，用力拍打其背部，让他咳出来。

如果宝宝因咳嗽引发呕吐，应迅速将宝宝脸侧向一边，以免吐出物向后流入咽喉及气管。然后把干净的手帕缠在手指上伸入宝宝口

腔中，甚至咽喉，将吐、溢出的奶水、食物快速地清理出来，以保持宝宝呼吸道顺畅，然后用小棉花棒清理宝宝鼻孔，以免造成呼吸堵塞。

7.7 早产儿喂养

早产新生儿是指胎龄未满 37 周，出生时体重低于 2.5 千克，身高小于 46 厘米的婴儿。

凡出生体重低于 1.5 千克以及不能吸吮的早产婴儿，刚出生时一般家庭是无法自行喂养的，必须留在医院继续观察。下面介绍的是出生体重为 1.5~2.5 千克的早产儿的喂养。

1. 用何种乳类来喂养早产儿

母乳是早产儿最理想的天然营养食品。早产儿生理功能发育不是很完善，要尽一切可能用母乳（特别是初乳）喂养。母乳内蛋白质含乳白蛋白较多，它的氨基酸易于促进新生儿生长，且初乳含有多种抗体，这些对早产儿尤为重要。用母乳喂养的早产儿，发生消化不良性腹泻和其他感染的机会较少，婴儿体重会逐渐增加。

在万不得已的情况下才考虑用代乳品喂养早产儿。

首选为优质母乳化奶粉，它的成分接近母乳，营养更易吸收，能使婴儿体重较快增长。

也可考虑用鲜牛奶喂养，但采用时应谨慎，应减低牛奶脂肪含量，增加糖量，使之成为低脂、高糖、高蛋白的乳品。

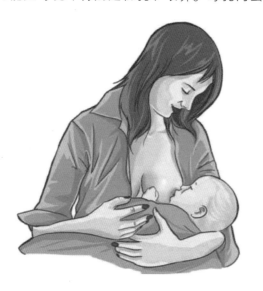

 金牌月嫂的妙招：

在用代乳品喂养的过程中，要密切注意婴儿有无呕吐、腹泻、便秘以及腹胀等消化不良的症状。

2. 早产新生儿的喂养量

早产儿的吸吮能力和胃容量均有限，摄入量是否足够，不像足月新生儿表现得那么明显，因此，必须根据婴儿的体重情况给予适当的喂养量。由于早产儿口舌肌肉力量弱，消化能力差，胃容量小，而每日所需能量又比较多，因此，可采用少量多餐的喂养方法。给早产新生儿的吃奶量，可以按照以下公式计算。

（1）最初 10 天内早产新生儿每日喂奶量（毫升）＝｛（新生儿出生实足天数 +10× 体重（千克）｝÷100

（2）生后 10 天以上早产新生儿每日喂奶量（毫升）＝ 1/5~1/4 体重（千克）

3. 早产新生儿的喂养次数

如果采用人工喂养，一般体重 1.5~2 千克的早产儿一天喂哺 12 次，每 2 小时喂一次；2~2.5 千克体重的婴儿一天喂 8 次，每 3 小时喂一次。不同新生儿每日的喂奶量差别较大，新生儿期每日可喂奶 10~60 毫升不等。

如新生儿生长情况良好，则夜间可适当延长喂哺间隔时间，这样可以在保证摄入量的基础上逐步养成夜间不喂的习惯。

母乳喂养的早产儿月嫂应该经常为其称体重，观察其体重的增加情况，判断喂养是否合理。一般足月新生儿在最初几日内由于喂哺不足或大小便排泄的原因，体重略有减轻，这是正常现象。但早产儿此时体重的维持至关重要，月嫂要重视出生后的早期喂养，设法防止其体重的减轻。

4. 早产新生儿的喂养时间

一般在出生后 6~12 小时开始喂糖水，24 小时开始喂奶。体重 2 千克左右的早产新生儿可以每 3 小时喂一次奶；体重 1.5 千克以下的早产新生儿，每 2 小时喂一次奶。

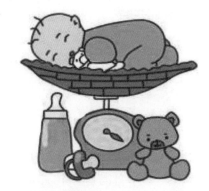

5. 早产新生儿的喂养方法

早产新生儿最好吃母乳，母乳容易消化吸收，且营养全面不容易发生腹泻和消化不良等疾病。

（1）有吸奶能力、体重在 1.5 千克以上的，如果一般情况良好，可以直接吃母乳。开始每天吃 1~2 次，每次 5~10 分钟，第一次喂 2~3 分钟。如果没有疲劳现象，可逐渐增加喂奶时间和次数。

（2）新生儿吸吮能力差的可把母乳挤到奶瓶里，加热后用奶瓶、小勺或滴管喂奶。

（3）新生儿吸吮和吞咽能力差的，可使用套有橡胶管的滴管喂奶。如果母乳没有或不足，可以去买专门为早产新生儿制作的配方奶粉。

7.8 过敏体质新生儿喂养

有的产妇没有奶或是无法给新生儿哺乳，并且新生儿肠胃功能发育较差，可能会对牛奶过敏，这种情况下月嫂要格外注意，避免因为粗心大意而对新生儿的身体造成伤害。

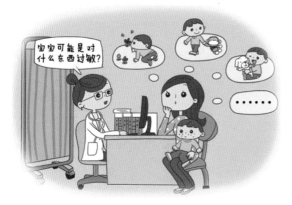

1. 新生儿牛奶过敏的原因

（1）乳糖耐受不良。新生儿的肠道中缺乏乳糖酶，对牛奶中的乳糖无法吸收，所以消化不良。通常此类患儿只有胃肠方面的不适，大便稀糊，如果停止奶水，则症状很快会改善。

（2）牛奶蛋白过敏。新生儿对牛奶中的蛋白质产生过敏反应，每当接触到牛奶后，身体就会发生不适症状（尤其是胃肠道最多）；不论大人小孩皆有可能发生牛奶蛋白过敏，因为婴幼儿多以牛奶为主食，所以是最容易发生牛奶过敏的时期。

因为胃肠最先接触到牛奶，所以牛奶过敏的症状以胃肠方面的不适为最多，如腹泻、呕吐、粪便中带血、腹痛、腹胀等。

当牛奶中的蛋白质被胃肠吸收后，随着血液运送到全身的各个器官，也会产生不同器官的过敏反应，而有一些症状，只要停止接触牛奶，身体上的不适马上就会消失，如：

①皮肤方面：50%~70%易有异位性皮

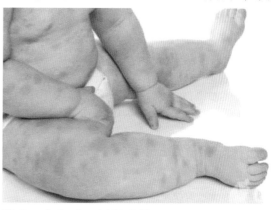

肤炎，起红疹、过敏疹等。

②呼吸方面：20%~70%有气喘、气管炎、痰多、鼻炎、中耳炎等。

③其他：如过敏性休克、肾病综合征、夜尿、睡不安宁、烦躁、眼结膜炎、眼皮红肿等。

2. 牛奶过敏的新生儿食用特别配方的奶粉

如确定新生儿为牛奶过敏，最好的方法就是避免接触牛奶的任何制品。目前市场上有一些特别配方的奶粉，又名"医泻奶粉"，可供对牛奶过敏或长期腹泻的婴儿食用。

"医泻奶粉"与一般配方奶粉的主要区别是：以植物性蛋白质或经过分解处理后的蛋白质取代牛奶中的蛋白质；以葡萄糖替代乳糖；以短链及中链的脂肪酸替代一般奶粉中的长链脂肪酸。其成分虽与牛奶不同，但仍具有新生儿成长所需的营养及热量，也可避免新生儿出现过敏等不适症状。

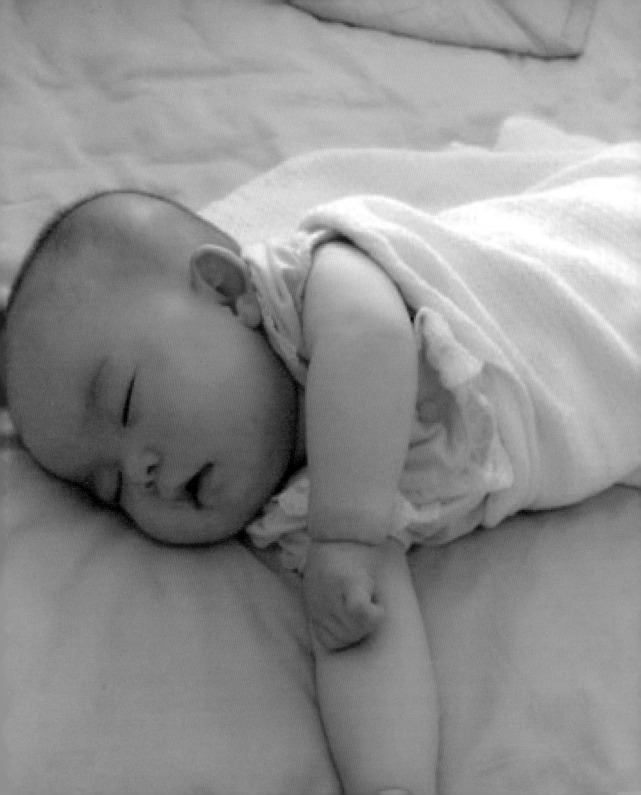

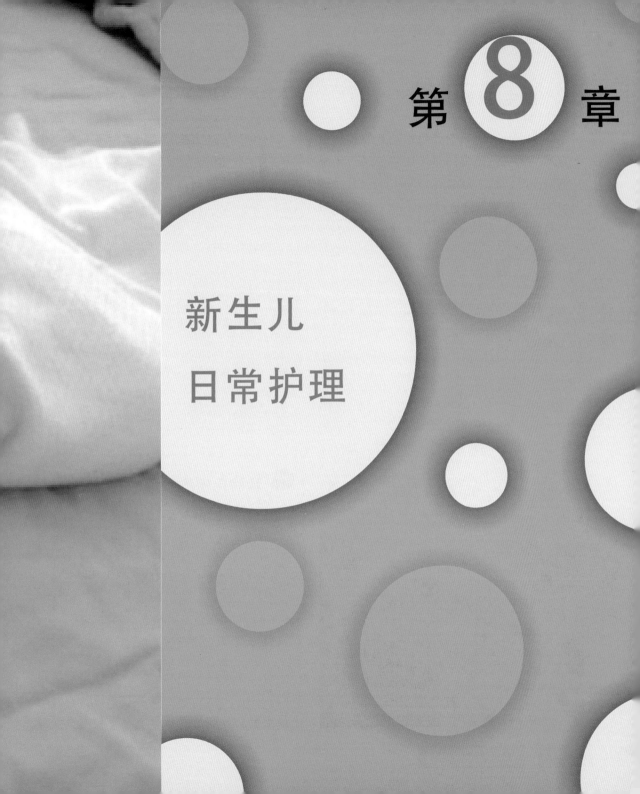

第 8 章

新生儿
日常护理

8.1 新生儿睡眠护理

新生儿是在睡眠中进行细胞分裂和生长发育的。新生儿睡眠的时间比较长，一天睡18~20小时，每个睡眠周期为40~60分钟。一般情况，新生儿会连续睡3~4个周期，也就是每次睡3~4小时，肚子饿了、尿湿不舒服了，新生儿才会醒。

1. 新生儿睡眠环境

为新生儿营造良好的睡眠环境是保证新生儿高质量睡眠的前提。

为新生儿营造良好的睡眠条件有以下几个方面。

（1）卧室的环境要安静。室内的灯光最好暗一些，室温控制在20~23℃。窗帘的颜色不宜过深。同时，还要注意开窗通风，保证室内的空气新鲜。

（2）为新生儿选择一张适宜的床。床的软硬度适中，最好是木板床，以保证新生儿

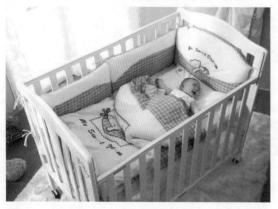

脊柱的正常发育。新生儿床的栏杆要高于60厘米，以防新生儿摔下床。在床头放缓冲垫，这样既可以保护新生儿的头部，又可以挡风。

注意不要用枕头、毛毯等代替专用的床围，如果这些东西放不稳，会倒下来压住新生儿。最好使用棉质毯子和被子，不要使用羽绒被，也不要用太软太大的枕头。不要在床上，尤其是新生儿的头部周围堆衣物和玩具，以免堵住新生儿口鼻，引起窒息。

（3）睡前将新生儿的脸、脚和臀部洗净，并给新生儿换上宽松、柔软的睡衣。

（4）陪新生儿入睡，并让其保持良好的睡姿，以便其安稳入睡。不要以为新生儿不会翻身，就放心地长时间离开。即使新生儿睡得很踏实，也要经常地过去看看是否一切正常。

> 💡 **金牌月嫂的妙招：**
>
> 冬季，可以用空调、取暖器等设备来维持房间内的温暖。为了保持室内的湿度，可以在室内挂湿毛巾、使用加湿器等。夏季，如果没有空调，可在室内放盆凉水，或时常往地上洒些凉水。

2. 新生儿睡姿要求

新生儿从早到晚几乎都处在睡眠或半睡眠的状态，采取正确的睡姿对新生儿的健康十分重要。睡姿是直接影响其生长发育和身

体健康的重要问题，新生儿的睡姿不应固定不变，应经常变换体位，更换睡眠姿势。具体做法如下。

（1）经常为新生儿翻身，变换体位，更换睡眠姿势。因为长期仰卧会使婴儿头型扁平，长期侧卧会使头型歪偏。

（2）新生儿吃奶后不要让其仰卧，要侧卧，以减少吐奶。

（3）新生儿左右侧卧时要当心，不要把小儿耳轮压向前方，否则耳轮经常受折叠也易变形。

相关链接：

新生儿睡觉的注意事项

别看睡觉是件容易的事，其实新生儿睡觉有很多要注意的事项，具体如下。

1. 不要让新生儿睡软床

新生儿出生后，身体各器官都在迅速生长发育，尤其骨骼生长更快，婴幼儿脊柱骨质软，周围的肌肉、韧带也很软弱，可是臀部重量较大，如果睡很软的床，会将其压得凹陷，使小儿脊柱处于不正常的弯曲状态，久而久之会使脊柱弯曲变形，同时还会妨碍内脏器官的正常发育。

一般来说，给婴儿睡木板床、竹床、棕绷床都可以，但冬天要注意保暖。

2. 夜间不要长开灯

许多年轻父母为了便于夜里给新生儿喂奶、换尿布，喜欢在卧室里通宵开着灯，这样做对新生儿也是不利的。通宵亮着灯，势必改变人体适应的昼明夜暗的自然规律，昼夜不分地经常处于光照环境中的新生儿，往往会出现睡眠及喂养方面的问题。而且有研究表明，夜间不熄灯，新生儿近视的发生率比较高。

因此，新生儿的卧室夜间不能长开灯，如果确实需要，也应尽量调暗光线。

3. 不要抱着新生儿睡觉

新生儿的降生给家庭带来了欢乐，父母总是爱不释手，新生儿一哭就抱在怀里哄，尤其是在晚上，喜欢抱着新生儿入睡。这样做对新生儿的健康也是不利的，久而久之会使新生儿养成不抱不睡的坏习惯，而且抱着睡，新生儿睡得不深，容易惊醒，影响睡眠质量。再说，新生儿在大人怀里时身体不舒展，身体各个部位尤其是四肢的活动受限，不利于宝宝的发育。因此，新生儿睡觉时，最好让其学会独立、舒适地躺在自己的床上，自然入睡，而不是由产妇抱着睡。

4. 不要让新生儿吮吸奶头入睡

有的产妇为了让宝宝尽快入睡，喜欢让宝宝吮着奶头睡觉，这种习惯非常不好。宝宝吮着奶头睡觉，一醒就吸奶，天长日久容易导致胃肠功能紊乱，发生消化不良。此外，被窝里空气不新鲜，加上宝宝嘴里含着奶头，呼吸受到一定限制，易引起宝宝缺氧，导致睡眠不安。一旦妈妈熟睡后，身体和乳房也可能堵住宝宝的口鼻，使幼小的宝宝无力挣脱而引起呼吸困难，甚至发生危险。正确的做法是：宝宝熟睡后，应将含在嘴里的乳头拔出，如果宝宝不想睡觉，就不要试图用吃奶的方法哄其入睡。

5. 不要给新生儿用枕头

人们习惯认为，睡觉就必须枕枕头，刚出生的宝宝也不例外。事实上，从生理学角度来看，新生儿是不需要枕头的。这是因为成人的脊柱呈"S"形，平躺在床上，没有枕头，头就朝后仰，因此必须垫一个合适的枕头，使头颈得到很好的休息。但新生儿不同，新生儿脊柱呈直线形，头部较大，平睡时后脑勺与脊柱呈一条直线，侧卧时，与肩部相平，如果硬给新生儿塞个枕头，他的脖子可就要受委屈了。为了防止新生儿吐奶，可把新生儿上半身略垫高 1 厘米。

8.2 新生儿二便护理

刚刚出生的宝宝，每天最重要的事情，除了睡觉，就是吃奶和大小便。做好宝宝的大小便护理，对于月嫂来说，也是一门大学问。

1. 新生儿大便的状况

大多数新生儿出生后 12 小时内开始排出粪便，即"胎便"。出生后第一天排出的完全是胎便，颜色通常是深绿色、棕黑色或黑色，呈黏糊状，没有臭味。

接下来几天，粪便颜色逐渐变淡，一般在 3~4 天内胎便排尽，新生儿粪便转为黄色。

如果新生儿出生 24 小时以后不见胎便排出，应报告医生，请其进行检查，看看有无肛门、有无腹部膨隆和包块等情况，以确定是否有消化道的先天异常。

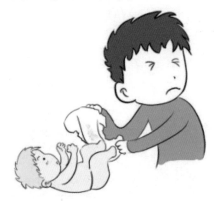

2. 新生儿小便的状况

多数新生儿出生后第一天就开始排尿，但尿量很少，全天尿量通常只有 10~30 毫升；小便次数开始也不多，第一天只有 2~3 次；尿色开始较深，一般呈黄色，以后随着开始喂奶，新生儿摄入的水分逐渐增加，小便总量逐天增加，小便次数也逐渐增多，到出生后一周小便次数可增加到每天 10~30 次，小便颜色也慢慢变淡。

少数新生儿出生后刚排出的小便略带砖红色，这是由于尿酸盐沉积所致，属正常现象，一般不必特殊处理，只需增加喂奶量，过几天即可逐渐消失。

3. 新生儿大小便的规律

新生儿大小便有一定的规律，月嫂要了解这些规律并告知新生儿家长，这样会减轻新生儿大小便护理的负担，也可减少新生儿患尿布疹等病症的风险。新生儿大小便规律如下。

（1）新生儿一般在吃奶、喝水之后 15 分钟左右就可能排尿，然后隔 10 分钟左右可能又会排尿。

（2）吃母乳的新生儿一天可能大便 3~5 次，喝牛奶的新生儿一天大便 1 次居多，有的可能 2 天大便 1 次，容易便秘。

（3）新生儿大便前一般会有些表现，如发呆、愣神、使劲等，这时应及时发现并抱起他，帮助他顺畅排便。

4. 新生儿大小便后的清洁处理

新生儿不懂得控制大小便，屁股经常会沾上大小便，一旦发现新生儿大小便，要及时更换尿布，否则容易导致新生儿患尿布疹等病症。

每次大小便后要及时清洁新生儿臀部，让皮肤时刻保持清爽。新生儿臀部清洗时不仅要注意是否洗得干净，还要注意不要因为手力过重伤到新生儿。

清洗方法如下。

（1）床上擦洗。床上擦洗的步骤如下。

洗手→准备物品→打开魔术贴→打开尿片→用湿纸巾擦臀部→温水从前往后擦洗→擦干水→涂护臀霜→穿尿片→检查松紧→整理物品。

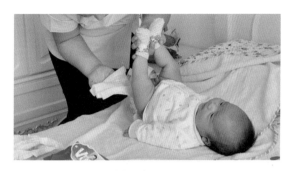

（2）水盆抱洗。水盆抱洗的步骤如下。

洗手→准备物品→打开魔术贴→打开尿片→用湿纸巾从前往后擦排泄物→抱起新生儿→蹲下把新生儿放在一边的大腿上→同侧的手抓起新生儿的双脚→另一侧的手拿起毛巾从前往后、由里到外清洗→攥干水→放在床上涂护臀霜→穿上尿不湿。

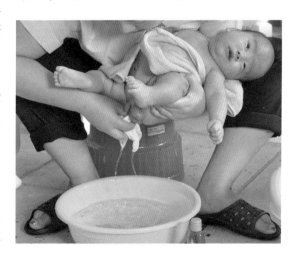

5. 更换尿布的方法

更换尿片时，先要将屁屁皮肤清洗干净，男女宝宝都要注意私处的清洁；然后将屁屁擦干，保持干爽，继而涂上婴儿专用的护臀膏，以隔绝皮肤和尿液；最后换上干净的尿布或纸尿裤。

具体步骤如下。

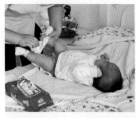
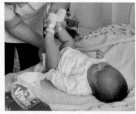
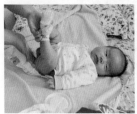
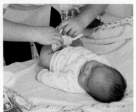
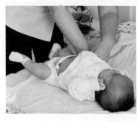
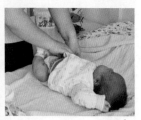

（1）用一只手抬起宝宝的臀部，然后向臀部下方塞进尿布裤。

（2）用湿纸巾将宝宝的下半身擦拭干净，然后擦干。

（3）等皮肤干爽后涂上婴儿护肤霜。

（4）适度的分开双脚，然后在双腿之间夹尿布，并自然地调整尿布形状。

（5）让尿布贴紧后背，以免从后背流出尿液。

（6）左右对称地固定尿布套。如果尿布被挤出尿布套外面，就应该把尿布塞进尿布裤里去。

6. 大小便护理注意事项

（1）女婴要从前向后擦，由上向下清洗，注意阴唇内侧容易积留大便，应轻轻将其打开清洗。尽量不要触碰小阴唇。

（2）男婴重点清洁阴囊背面、外生殖器和两者的结合部。

（3）有红臀的，可先让婴儿光着屁股玩一会儿，待屁股干透后，在外阴四周、阴唇、肛门、臀部等处擦上护臀霜。

（4）穿尿片时手不要碰到尿片里面，握住尿片边上。尿片后面上缘要与婴儿的腰际等高，把纸尿片前片折到婴儿肚子上，尿片的长度不要超过脐部，贴好万能贴后，用食指从屁股后面往前面勾出蝴蝶边。

💡 金牌月嫂的妙招：

因为男婴尿尿一般都是往前的，所以在给男婴戴尿布时要把他的阴茎压住，以防宝宝尿湿尿布的围兜。

8.3 新生儿洗浴护理

新生儿的新陈代谢旺盛，容易出汗，大小便次数多，因而新生儿娇嫩的皮肤很容易受到这些排泄物的刺激，如不及时清洗，皮肤就会成为病菌生长繁殖的地方，最终导致皮肤感染。因此，要经常给新生儿洗澡。

1. 洗澡的频率及时间

一般在新生儿出生后第 2 天就可以洗澡了。冬季每天一次，夏季每天 1~2 次。每次洗澡的时间不宜过长，整个过程最好不要超过 15 分钟。

经常洗澡有利于血液循环，帮助皮肤呼吸，还可以通过水的压力、温度等刺激起到锻炼身体的作用，促进新生儿的生长发育。

2. 洗澡物品的准备

洗澡应安排在新生儿吃奶前 1~2 小时，以免发生吐奶。给新生儿洗澡前，要准备好洗澡用的物品。洗澡前先将盆刷干净，再将浴巾、衣服、包布、尿布等准备好。

给新生儿洗澡的时候不需要每次都使用沐浴液，肥皂尽量少用，因为过多使用洗浴用品，容易把孩子皮肤表面的保护层洗掉。

3. 控制室温及水温

给新生儿洗澡最好在温暖无风、空间足够的房间里进行，以便可以摆放洗澡时的必需用品。室温最好保持在 25 摄氏度左右，水温为 37~40 摄氏度。

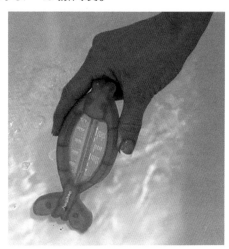

准备洗澡水时应先放冷水再放热水，这个顺序月嫂要特别注意，并仔细告知新生儿家长。如果先放热水忘记放冷水，很容易导致宝宝皮肤烫伤。然后用肘弯试水温，以肘弯感到不冷不热即可。也可以使用专门的水温计测量水温，使水温控制更加准确。

4. 给新生儿洗脸

月嫂用左臂抱起新生儿，并用左肘部和腰部夹住新生儿的臀部和双下肢，左手托住

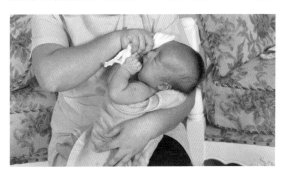

头颈部，用拇指和中指压住新生儿双耳，使耳郭盖住外耳道，防止洗脸水进入耳道引起炎症。用右手将一块小毛巾蘸湿后略挤一下开始洗脸。

5.给新生儿洗头

用左手托住新生儿的头部和颈部，左手的拇指和中指从新生儿头的后面压住双耳，使耳郭盖住外耳道，以防止洗澡水流入耳道内，再用右手为新生儿洗头。

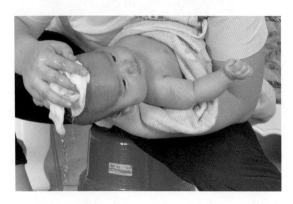

6.给新生儿洗澡

月嫂在给新生儿洗澡时，可按下图所示的步骤。

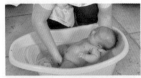
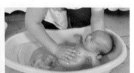
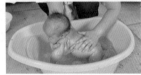
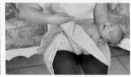

（1）轻抬宝宝上半身，放入浴缸；

（2）抹宝宝专用沐浴露；

（3）由上至下清洗颈部、腋下、上肢、胸腹部、臀部、大腿根部；

（4）由前往后清洗女婴会阴，男婴需洗净阴囊下面；

（5）让宝宝趴在护理人员的右前臂，清洗背部、下肢、手掌、脚丫；

（6）托住宝宝颈部，轻轻抱出浴缸；

（7）用浴巾包好宝宝身体，轻轻按压吸干全身的水分；

（8）用棉签吸干耳孔水分，擦拭耳郭。

> ⊙ **相关链接：**
>
> ### 新生儿洗澡禁忌
>
> 当新生儿有以下状况发生时，千万别给新生儿洗澡。
>
> 1.新生儿遇有频繁呕吐、腹泻时
>
> 洗澡时难免搬动新生儿，这样会使呕吐加剧，还会造成误吸呕吐物。
>
> 2.新生儿发热或热退48小时以内
>
> 给发热的新生儿洗澡，很容易使新生儿出现寒战，甚至有的还会发生惊厥；不恰当的洗澡有时会使皮肤毛孔关闭导致体温更高，有时又会使全身皮肤毛细血管扩张充血，致使新生儿身体的主要脏器供血不足。另外，发热后新生儿的抵抗力极差，马上洗澡很容易遭受风寒引起再次发热，故主张热退48小时后才给新生

儿洗澡。

3. 新生儿发生皮肤损害时

新生儿有皮肤损害，诸如脓疱疮、疖肿、烫伤、创伤等时，不宜洗澡。因为皮肤损害的局部会有创面，洗澡会使创面扩散或受感染。

4. 给新生儿喂奶后

喂奶后马上洗澡，会使较多的血液流向被热水刺激后扩张的表皮血管，而腹腔血液供应相对减少，这样会影响新生儿的消化功能。其次由于喂奶后新生儿的胃呈扩张状态，马上洗澡也容易引起呕吐。洗澡通常应在喂奶后1~2小时进行为宜。

5. 低体重儿

低体重儿通常指出生体重小于2.5千克的新生儿。这类新生儿大多为早产儿，由于早产儿发育不成熟，生活能力低下，皮下脂肪薄，体温调节功能差，很容易因环境温度的变化出现体温波动。所以，对这类特殊的新生儿要慎重决定是否可以洗澡。

8.4 新生儿穿脱衣照料

新生儿刚出生身体很柔嫩，稍一用力就可能会发生骨骼脱臼的情况。月嫂在照料新生儿的时候，要动作轻柔，并且需讲究一定的方法和技巧。

1. 给新生儿穿脱衣服的步骤

月嫂给新生儿穿脱衣服可按下图所示的步骤。

（1）袖子是最难穿的部位。要将袖口收捏在一起，先穿右侧。

（2）将宝宝的右手臂拉伸到衣袖中。

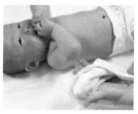
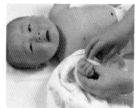
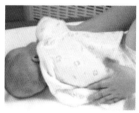
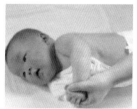
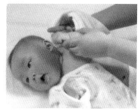
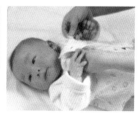

（3）将穿好的一侧衣服拉平，然后左手托起宝宝，将衣服塞入到背部，右手拉住宝宝右手臂。

（4）月嫂左手拉着宝宝的左手臂，使宝宝向右侧躺。

（5）接下来按照前面穿右侧衣袖的方式

穿左侧衣袖。

（6）将宝宝的上衣拉平后，由上往下扣上衣的扣子。

2. 给新生儿穿衣服的注意事项

新生儿的身体十分娇嫩，关节骨骼都未发育完全，而且新生儿的皮肤也非常脆弱，因而月嫂给新生儿穿衣服时一定要注意，以免伤到新生儿。给新生儿穿衣服的注意事项如下。

（1）最好让新生儿穿开衫，以方便穿脱。

（2）给新生儿穿系带式内衣时，带子的长度要合适，并且要牢靠地缝在衣身上，否则不小心绕住新生儿的脖子、手指、脚趾等处会对新生儿造成损伤。

（3）必要时才换衣服。如果是新生儿经常吐奶，可以给他套围兜，或是用湿毛巾在脏的地方做局部清理。

（4）在平坦的地方换衣服，如换尿布的台子、床上或者婴儿床垫上。

（5）把衣服套到新生儿的头上之前，用手拉开领口，避免衣领扯到新生儿的耳朵、鼻子。

3. 包裹新生儿的步骤

月嫂包裹新生儿时可按以下步骤进行。

（1）在婴儿床或尿布台上展开一条柔软、轻薄、略有弹性的大毯子，向内折进一

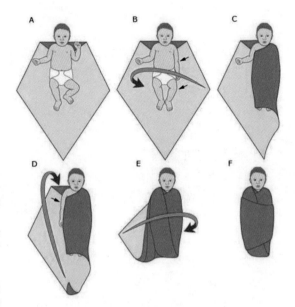

角，把宝宝对角放在毯子里，头搁在折进的一角上。

（2）将宝宝身体左侧的毯子一角拉起来，裹住宝宝的左侧手臂和身体。

（3）抬起宝宝的右侧手臂，将毯子的角掖在宝宝的右侧背下。

（4）拉起毯子的底角向上盖住宝宝的身体，并与折进的一角掖在一起。

（5）把宝宝身体右侧的毯子一角拉起来，裹住宝宝的右侧手臂和身体。

（6）把毯子的角掖在宝宝的左侧背后。注意，要包裹得松紧适度，如果宝宝的小手喜欢活动，就只包裹在他的手臂下面，好让他的小手可以自由活动。

4. 包裹新生儿的注意事项

有人在包裹新生儿时，将新生儿双臂紧贴躯干，将双腿拉直，用布毯子或棉布进行包裹，有的老一辈人甚至还在外面用带子捆绑起来，打成"蜡烛包"。

这种包裹方法会使新生儿四肢活动失去自由，使肌肉和关节内的神经感受器得不到应有的刺激，影响新生儿大脑和全身的发育。而且"蜡烛包"也限制新生儿胸廓的运动，影响其胸廓和肺脏的发育。

包裹新生儿的注意事项如下。

（1）绝对不能包得太紧，太紧了可引起新生儿髋关节脱位，因为将两下肢硬拉直，并用力捆绑后，使大腿肌肉处于紧张状态，而使股骨头从髋臼中脱出来，并且也可影响髋臼的发育。

（2）包裹太紧，容易出汗，刺激皮肤，使汗腺口堵塞，发红，严重时发生皮肤感染。

8.5 新生儿衣物清洗

新生儿的衣服脏后应及时清洗，尤其是沾上各种顽固污渍的衣物，越快处理，效果越好。

1. 新生儿的衣服用专用洗衣液洗

在选择洗涤剂时，尽量选择婴幼儿专用的衣物清洗剂，或选用对皮肤刺激小、加酶的洗衣粉，以减少因洗涤剂残留导致的皮肤损伤。可用温水加适量的洗涤剂浸泡 10~20 分钟后再洗，然后彻底地冲洗干净。如果没有专用洗涤剂，用肥皂也可以。

有些洗涤剂说明上写着有除菌、漂白的功效，是不是洗衣时加入这些东西更好呢？其实，这些除菌剂、漂白剂一般很难清洗干净，所以还是不用为好。最好的消毒办法就是将衣服放在阳光下晾晒。这一点月嫂要注意，并且要告知新生儿的家长。

2. 新生儿的内衣和外衣分开洗

通常情况下，外衣比内衣更加容易藏污纳垢，而作为新生儿的贴身衣物，内衣多是棉的，更应该保持干净，因此必须分开清洗。

3. 新生儿的衣服要单独洗

将新生儿的衣服和成人的衣服混洗有可能让新生儿的衣服感染上各种成人衣物上的细菌，而细菌也会通过衣物传染到新生儿娇嫩的肌肤上。

对于成人来说，一些低过敏性细菌引起的伤害不值一提，而对于宝宝来说，他们自身免疫系统尚未完善，抵抗力较弱，因此较容易出现皮肤过敏，如红斑、红疹、丘疹、疱疹，甚至脱皮等。所以，一定要将婴儿的衣服单独洗。

4. 新生儿的衣服要手洗

新生儿衣物用洗衣机洗涤，会沾上许多细菌，这些细菌对成人来说不会产生不良影响，但对新生儿可能就会引起麻烦。因为他们的皮肤抵抗力差，很容易引起过敏或其他皮肤问题。

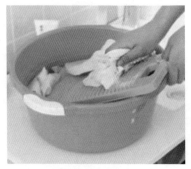

5. 新生儿的衣服要漂洗干净

无论是用什么洗涤剂洗，漂洗都是一道马虎不得的程序，一定要用清水反复洗，直到水清为止。如果没有彻底地将残留在衣服中的洗涤剂清洗干净，新生儿很容易出现皮肤损伤。

6. 正确晾晒新生儿的衣服

新生儿衣物可放在阳光下晾晒，虽然阳光可能缩短衣服寿命，但能起到杀毒的作用，况且新生儿也长得很快，衣服使用时间短些也没关系。尽量不要晾晒在阳光少、不通风的地方。

新生儿衣物正确晾晒注意事项如下。

（1）为防止褪色，可将衣物翻过来晾晒。

（2）从下面将衣架放入衣服，以免将领口撑大。

（3）选择婴幼儿专用衣架，或将衣物平

铺在晾衣架上晾干，避免直接在晾衣绳上用夹子夹住上衣肩部或底部晾晒，以免衣物被拉伸变形。

（4）尿布类物品用一根绳子搭着，用衣夹夹住即可。

（5）零碎的围兜、袜子、手帕等，用圆形的多头夹子衣架夹起来晾晒即可。

7. 新生儿的衣物存放

新生儿的衣物存放跟大人的不一样，月嫂要特别注意并告知新生儿家长。以下是新生儿的衣物存放需要注意的事项。

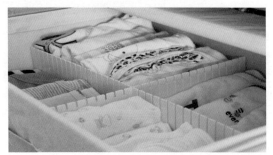

（1）衣物要存放在专用的小柜子里。衣服应晾晒干透后整齐叠放，避免因没有干透而产生异味。

（2）衣物要放在干燥通风的地方，如木制衣柜，最好经常打开通通风，保持衣物干燥。

（3）衣柜里不要放樟脑丸和其他驱虫剂。

8.6 新生儿意外伤害的护理

新生儿刚出生时什么都不懂，对危险的

事物完全没有概念，这就很容易造成意外伤害，那么如何预防和护理新生儿意外伤害呢，这需要月嫂学习和掌握。

1. 防止新生儿外伤

许多新生儿衣服的标签很硬，缝在衣服内面，这会在新生儿活动时刺激局部皮肤；尿垫及手套上的线头儿有可能缠住新生儿的手指（或脚趾），从而影响手指（或脚趾）血液循环，甚至造成新生儿手指（或脚趾）坏死。因此，应剪去标签及长线头。

2. 防止新生儿窒息

新生儿容易窒息的常见原因如下。

（1）妈妈给宝宝喂完奶后把宝宝仰面平放，宝宝吸进胃内的空气将奶汁漾出，呛入气管内而造成突然窒息。

（2）奶嘴孔太大使奶瓶中的奶汁流速过快，呛入宝宝气管。

（3）在宝宝枕边放塑料布单以防吐奶，塑料布单不慎被吹起，蒙在宝宝脸上，但宝宝不会将其取下而造成窒息。

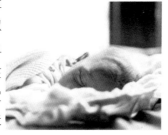

宝宝俯卧时，枕头和身边的毛巾堵住口鼻，使宝宝不能呼吸，又无能力自行移开而造成呼吸困难。

（4）妈妈生怕宝宝冷，给他盖上厚厚的大被子，并把大被子盖过宝宝的头部，使宝宝的口鼻被堵住，不能呼吸引起窒息。

（5）妈妈生怕宝宝冷，把他搂在一个大被子里睡觉。妈妈熟睡后，翻身时或是无意将上肢压住宝宝的口鼻而造成窒息。

（6）妈妈夜里躺在被子里给宝宝喂母乳，但由于白天过于劳累而不知不觉地睡着，将乳房堵住宝宝的口鼻而使宝宝不能呼吸。

（7）抱宝宝外出时裹得太紧，尤其是寒冷时候和大风天，使宝宝因不能透气而缺氧窒息。

鉴于以上常见原因，为预防新生儿意外窒息，可采取以下防范措施。

（1）让宝宝独自盖一床厚而轻松的小棉被在自己的小床上睡，不要和妈妈同睡一个被窝，室内潮湿寒冷时可选用电暖器。

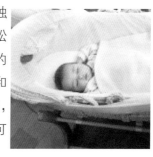

（2）对于经常吐奶的宝宝，在喂奶后要轻轻拍他的后背，待胃内空气排出后，再把他放在小床上，宝宝睡熟后，要有人在旁边守护一段时间。

（3）夜间给宝宝喂奶最好坐起来，在清醒状态下喂完，然后待宝宝睡着后，方可安心去睡。

（4）常吐奶的宝宝不要给他佩戴塑料围嘴，因它容易卷起堵住宝宝的口和鼻。

（5）给宝宝喂奶时，切忌让他平躺喝。

（6）天气寒冷带宝宝外出时，在包裹宝宝严实的同时，一定要记住留一个出气口。

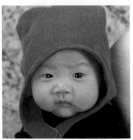

（7）让宝宝俯卧时，要有人在旁边查看宝宝是否吐奶？呼吸如何？旁边有无可能堵住宝宝口鼻的东西？当有事离开时，一定要将宝宝翻转过来。

3. 防止新生儿烫伤

用热水袋（或瓶）给新生儿保暖时，水温不宜超过50℃，且不可直接接触新生儿皮肤。应将热水袋（或瓶）用毛巾包裹，并将口拧紧，放在被子外边。

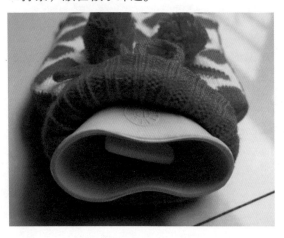

给新生儿洗澡的水温，应以37~40℃为宜，先放凉水后再加热水，并用前臂内侧先试一试水温。

相关链接：

新生儿发生烧烫伤的急救措施

1. 急救处理原则

烧烫伤紧急救处理的五个步骤为：冲、脱、泡、盖、送。根据烧烫伤的程度不同，采取的救护措施也不同。

2. 急救处理方式

（1）迅速将宝宝抱离热源。

（2）将宝宝烧伤部位浸泡于冷水中，或用流动的自来水冲洗15~30分钟，快速降低皮肤表面热度。

（3）充分泡湿后再小心除去受伤部位的衣物，必要时可用剪刀剪除。

（4）对沾黏部分衣物暂时保留，切不可强力剥脱衣物。

（5）尽量避免将水泡弄破或在伤处吹气，以免污染伤处。

（6）不可在伤处涂抹油膏、药剂，避免引起感染。

（7）根据烧烫伤情况必要时可以使用敷料并加以包扎。

（8）如果手脚受伤严重，应让宝宝躺下，将受伤部位垫高，减轻肿胀。

（9）视情况及时送医治疗。

3.化学物质烧伤急救方法

（1）立即用大量清水冲洗烧伤处的化学药物。

（2）脱除受伤部位的衣物。

（3）查看化学药物容器上是否有急救指示，如有，则照着指示去做。

（4）用消毒敷料盖在烧伤部位再包扎伤口。

（5）及时送往医院接受治疗。

4. 防止环境对新生儿的污染

（1）避免噪声及强光线刺激。因为新生儿神经系统发育尚不完善，适应力差，长时间的噪声、强光刺激容易使新生儿的听觉或视觉功能出现障碍。

（2）新生儿室内禁止吸烟。因为新生儿对尼古丁极为敏感，若吸入含有尼古丁的烟雾，对新生儿的健康会造成损害。

（3）避免电磁污染。新生儿应远离电磁器具，如电脑、微波炉、电磁炉等，这些电磁器具的辐射都会给新生儿带来危害。

5. 保证新生儿饮食安全

对于不能够母乳喂养的新生儿，在选择牛奶或奶粉的时候，要认真了解产品质量和分娩时间，杜绝食用劣质和过期乳制品。

应注意每次喂奶前后要洗手，并做好奶瓶的消毒，吃剩的奶应弃掉，不能隔顿再吃，以防牛奶变质，引起新生儿腹泻。

6. 防止新生儿中暑和煤气中毒

新生儿居室温度在22~24℃为最佳，湿度最好保持在50%~60%。每日要保证通风、换气。夏天，产妇"坐月子"紧闭门窗，而不敢使用风扇、空调，是造成新生儿中暑的重要原因；冬天，取暖用炉子时不用风斗，不注意烟囱的通畅，甚至不用烟囱都是造成新生儿煤气中毒的主要原因。

在通风不良的环境中，新生儿若出现不明原因的精神萎靡、呕吐、口唇樱红等，月嫂应特别留意一氧化碳中毒的可能，尽快采取措施，以免病情发展，危及新生儿生命或遗留智力低下、癫痫等神经系统后遗症。

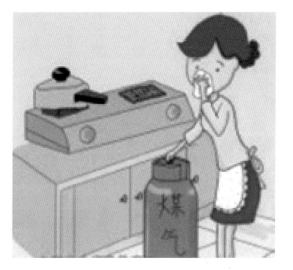

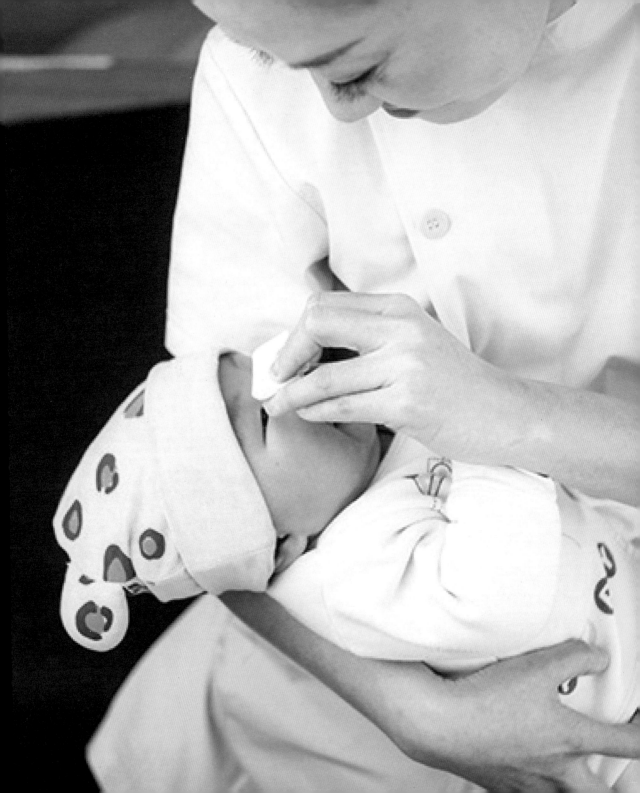

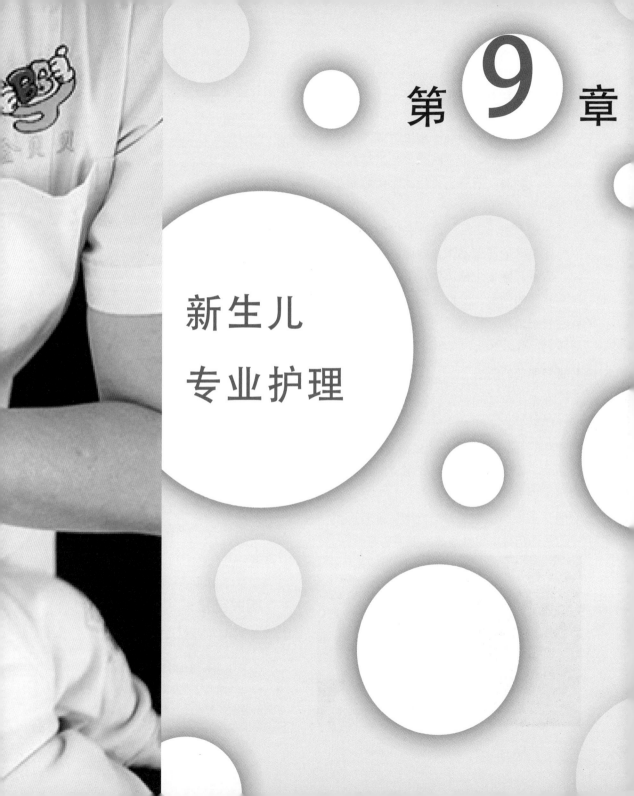

第 **9** 章

新生儿
专业护理

9.1 新生儿眼部护理

宝宝出生前在妈妈子宫里经过了9个月漫长的暗室生活，出生时又受到产道的挤压和羊水的刺激。所有出生后的宝宝眼睛多少都会有些"异样"。

一般宝宝出生后，医生会向他的眼睛滴入一些特殊的眼药水，这些眼药水的作用是防止宝宝眼睛发生感染的。有时这种眼药水会有轻微的刺激，但是在2~3天后这些痛觉就会自行消失。那么如何护理好新生宝宝的眼睛呢？有以下几方面要注意。

1. 保持眼部的清洁

在新生宝宝出生时，可能会出现眼睑水肿、眼睛发红等现象。那是因为产道的挤压和羊水的刺激，在医院里医生都会给予处理，回家后，要保持眼部清洁，每天可用棉签蘸清水，由内侧向眼外角两侧轻轻擦拭。如发现眼屎多或结膜充血，最好到医院看医生，在医生的指导下用点眼药水很快会好的。

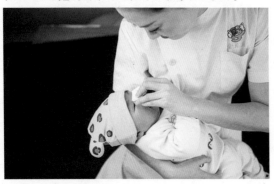

2. 不要让强光刺激宝宝的眼睛

因为宝宝出生前过的一直是暗室生活，再加上新生宝宝的视觉系统还没有发育完全，对于较强光线的刺激还不能进行保护性的调节，所以对光的刺激非常敏感。

3. 观察睫毛的生长情况

如果发现宝宝眼睛总是泪汪汪的，也许是倒睫毛刺激了角膜，导致流眼泪。这时要看看下眼睑的睫毛是不是倒插眼内、触到眼球。对这种情况不用紧张，轻轻将眼皮拨开，让眼睫毛离开眼球就行了。如果宝宝的眼睛持续流泪，那么有可能是因为他的泪腺被堵住了。这种状况很普遍，并且在宝宝12个月时会不治而愈。

4. 不要带着婴儿一起看电视

电视在播放过程中，电视机荧光屏会产生X射线，彩色电视机X射线放射量相当于黑白电视机的二十多倍。长期照射这种放射线会引起厌食症，严重的会影响生长发育，甚至智力发育。

> **相关链接：**
>
> **宝宝正常视觉反应检查法**
>
> 1. 新生儿有瞳孔对光反应
>
> 手持手电筒，先遮住宝宝一侧眼睛，然后用手电筒光照射未遮住的另一侧眼睛。如果被

光照射后瞳孔立即缩小，属正常视觉反应。同法测试另一眼，瞳孔若不能随光照缩小则为异常。测试的时间不要过长。

2.2个月宝宝有固视反应和瞬目反应

把玩具放在宝宝面前，如果看到眼前东西的一瞬间表现出眨眼动作，则属正常瞬目反应。随后宝宝的眼睛会对眼前的东西盯视一定时间，这就是固视反应。宝宝再大一些，还能随着东西的移动而移动。

3.3~4个月宝宝有视运动眼震现象

把一个有黑白相间条纹的圆筒或纸张放在宝宝眼前，同时水平方向移动、转动这个圆筒或纸张，观察宝宝的眼球是否追随圆筒左右来回转动。如果眼球随着转动，即为正常视觉反应。

9.2 新生儿鼻部护理

新生儿只能靠鼻子呼吸，暂时还不能用嘴巴呼吸，所以他们只能用力地用鼻子获取更多的空气。而新生宝宝的鼻腔又容易吸进一些杂物，比如毯子或衣服上的绒毛、香水、喷雾、灰尘、残余的乳汁或香烟、头皮屑等环境刺激物。

当看到宝宝经常打喷嚏时，不要以为是宝宝感冒了，这其实是他自己在清理鼻腔。除了靠宝宝打喷嚏清理鼻子，还可以用以下方法。

1. 采用棉签清洁

采用棉签清洁是最常见的办法。不过对

于棉签的选择要注意，最好去医院或婴幼儿用品店购买特制的宝宝棉签棒。特制的棉签棒棉签头比较小，适合宝宝幼小的鼻孔，同时它的棉质比较柔软，卫生标准相对比较高，更加适合给宝宝使用。

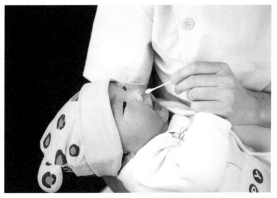

如果宝宝鼻腔内分泌物是干的，可先将棉签蘸水或用婴儿油润湿后，伸入鼻孔内（勿超过2厘米）将分泌物湿润软化后，将此分泌物取出。切忌伸入鼻腔太深，以免造成伤害。

2. 采用软化法清洁

可以在宝宝的鼻孔里滴1~2滴鱼肝油、生理盐水、冷开水或母乳，让鼻屎慢慢湿润软化，然后轻轻挤压鼻翼，促使鼻屎逐渐松脱，再用消毒小棉签将鼻痂卷除或用宝宝专用的圆头塑料小夹子帮宝宝把软化的鼻屎夹出来，也可以等一会孩子打个喷嚏把鼻屎带出来。

3. 采用吸鼻器清洁

如果宝宝流的是清鼻涕，也可采用吸鼻器清洁。使用时，将吸鼻器压扁，轻轻放入鼻孔，慢慢松开，力度一定要轻柔。孩子合作度差，所以尽量选择在他们安静时进行，比如睡觉时，但最好不要强行按头，以免孩子逆反不合作。如果是干鼻屎，可以去买一种专门夹鼻屎的小夹子：塑料的、小圆头，等宝宝睡着的时候夹，要快要轻，很好用的。

4. 采用棉条清洁

用脱脂棉花搓成和宝宝鼻孔大小一样的棉条，先用水浸湿后放入宝宝鼻孔里湿润鼻屎，再用干棉条把鼻屎粘出来。

通过以上方法，可以及时帮助宝宝做鼻部清洁。但月嫂在给婴儿做鼻部护理时，要注意以下事项。

（1）鼻塞时不要给新生儿用滴鼻剂，因为许多滴鼻剂内含有麻黄碱，有血管收缩的作用，不适用于新生儿。

（2）晚上在开空调或者暖气足的房间里放一个加湿器，可以增加室内湿度，缓解孩子因空气干燥而引起的鼻塞。

（3）给婴儿清洁鼻孔时，千万不要用手抠，这样很容易损害婴儿脆弱的鼻黏膜。成人手指也容易附着细菌和病菌等，不便为宝宝清理鼻腔，以免宝宝感染疾病。

9.3 新生儿耳部护理

足月新生儿耳郭已完全成型，但外耳道相对较狭窄，一旦污水流入耳道深处，极易引起发炎，严重者可致外耳道疖肿。由于新生儿的骨骼未发育完全，外耳道几乎是一条缝隙，发生炎症后，对神经的压迫和刺激也很重，所以疼痛较剧烈，新生儿就会哭闹不安，夜间也难安睡，抱哄都没有效果。

因此，外耳道的炎症也是引起新生儿常常哭闹不安的原因之一。因而无论是给新生儿洗头、洗澡或滴眼药，一定注意勿使污水、药液等流入耳道深处。一旦发生外耳道炎症时，应及时带新生儿去医院就医，按时服药、滴药，局部热敷。

1. 耳部护理步骤

新生儿耳部护理具体步骤如下。

（1）先洗净双手，将新生儿侧卧，患耳朝上。

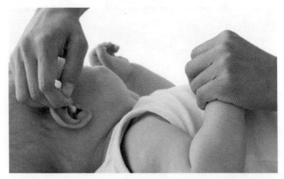

（2）用无菌棉棒轻擦外耳道分泌物，必要时用生理盐水或3%双氧水清洗外耳道，左手牵引耳郭，右手用滴瓶或滴管将药液滴入耳道后壁3~5滴。

（3）轻压耳郭，使药液沿耳道壁缓缓流

入新生儿耳内，新生儿保持原位5分钟左右。

2. 宝宝耳朵发生意外处理方法

一旦发现宝宝耳朵发生意外，要及时处理。

（1）耳朵进水。当宝宝耳朵进水后，月嫂要固定好宝宝的头，防止他晃动，用消毒棉签轻轻吸干宝宝外耳道内的水。切不可让棉签进入宝贝外耳道过深，以防伤到宝宝的鼓膜。

（2）小虫飞入耳道。夏天飞虫很多，宝宝户外活动增加，有时小飞虫会飞进宝宝的耳道里，使宝宝很难受。

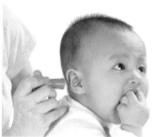

这时不要慌张，让宝宝侧卧，飞入小虫的耳朵向上，滴入少许食用植物油，就会驱使小虫爬出。或带宝宝进入光线暗的环境，用手电筒照射飞入小虫的耳朵，利用昆虫的趋光性，诱使小虫飞出。

 金牌月嫂的妙招：

不能用棉签去够小虫，这样容易使小虫越爬越深，给取出小虫造成更大困难。如果经过上述处理，小虫还是没有出来，要尽快带宝宝去医院请医生帮忙。

（3）耳朵进入异物。淘气的宝宝，有时会将手里玩的小珠子或吃的糖豆、花生米塞进耳朵，此时妈妈不要自行处理。这些小东西是圆的，表面又比较光滑，没有合适的用具很难取出来。一旦弄不好，异物越捅越深，甚至伤到宝宝的鼓膜。最好的办法就是赶紧去医院，请耳科医生处理。

9.4 新生儿口腔护理

俗话说，病从口入。对于新生儿来说，更要注意护理口腔，因为刚刚出生的孩子身体各方面都还不成熟，对于疾病的抵抗力也很弱，这时对孩子的护理一定要科学、正确，特别是对于口腔卫生的护理，如果护理不当，很容易让孩子产生如鹅口疮类的口腔疾病。

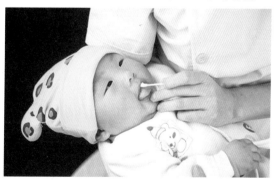

对于新生儿的口腔卫生，应从以下几个方面做好护理。

1. 勤喂温开水

无论是母乳喂养还是人工喂养，在给孩

子喂奶后，或喂奶过程中，均应养成有规律的饮水习惯。尤其是当宝宝生病发烧、感染时，更应勤喂温开水，这样不仅可去除口内的奶渣，避免因口腔中细菌的发酵产生异味，也有利于体内循环，防止便秘的发生。

2. 注意喂养卫生

对于母乳喂养的宝宝来说，妈妈在喂哺前应用肥皂清洗双手和乳头，擦拭乳头的毛巾也应消毒后再使用。人工喂养的宝宝，奶瓶应清洗干净并高温消毒后才能给宝宝使用。测奶液温度时，父母可以在手背上滴一滴，而不要直接吸橡皮奶嘴，以避免细菌传播。

3. 不要让宝宝含着奶嘴入睡

宝宝有很强的依赖性，比如有些孩子喜欢含着奶嘴入睡，而父母为了安抚宝宝，也喜欢让宝宝含着奶嘴入睡，这种错误方式是造成宝宝奶瓶龋的主要原因，也会限制宝宝口腔内正常的唾液分泌，还会对宝宝日后牙齿的生长造成影响。

4. 鹅口疮的护理

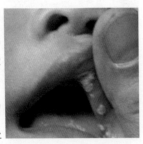

发现婴儿口腔有点白时，可以先用棉签轻轻去擦，如果擦掉，创面没有红色，那一般就是吃奶粉留下的奶垢，就不用处理。如果擦去后创面是红色的，而且影响吃奶，那么宝宝是患了鹅口疮。

碰到婴儿有鹅口疮的症状时，可以用 2% 苏打水溶液少许清洗口腔后，再用棉签蘸 1% 龙胆紫涂在口腔中，每天 1~2 次。或用制霉菌素片 1 片（每片 50 万单位）溶于 10 毫升冷开水中，然后涂口腔，每天 3~4 次。

另外，家长还要注意密切观察婴儿的病情变化。如果婴儿有轻度发热、烦躁不安的症状，应马上去医院诊治。若发现婴儿口腔黏膜上有乳凝块样物，向咽部以下蔓延，也应送医院治疗，以防止发生呼吸困难等严重并发症。

9.5 新生儿脐带护理

新生儿脐带的直径约 1 厘米左右，剪断后对新生儿来说是一个很大的伤口，如护理不当，将成为病原菌侵入机体的重要途径，引起新生儿破伤风、新生儿败血症等疾病，因此必须做好新生儿脐部的护理。

1. 脐带护理的两个阶段

一般来说，宝宝出生后 5~15 天，脐带残端会结痂、脱落。因此，新生儿脐带的护理可分为两个阶段。

（1）第一阶段：脐带未脱落之前。在脐带未脱落以前，需保持局部清洁干燥，特别是尿布不要盖到脐部，以免排尿后湿到脐部创面。

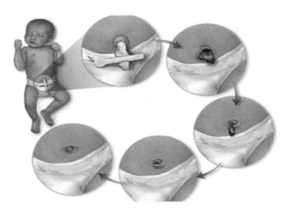

要经常检查包扎的纱布外面有无渗血，如果出现渗血，则需要重新结扎止血，若无渗血，只要每天用75%的酒精棉签轻拭脐带根部，即可等待其自然脱落。

（2）第二阶段：脐带脱落之后。脐带脱落后脐窝内常常会有少量渗出液，此时可用75%酒精棉签卷清脐窝，然后盖上消毒纱布。

切忌往脐部撒消炎药粉，以防引起感染。如果脐窝有脓性分泌，其周围皮肤有红、肿、热、且小儿出现厌食、呕吐、发热或体温不升（肛表温度低于35℃），提示有脐炎，应立即去医院诊治。

2. 脐带护理的原则

脐带被切断的创面对刚出生的宝宝来说是个不小的伤口，月嫂在护理的时候要相当谨慎。新生儿脐带护理要遵循以下几个原则。

（1）保持干燥。在宝宝脐带脱落前应保持干燥。如果洗澡时不慎将脐带根部弄湿，应先以干净小棉棒擦拭干净，再做脐带护理。

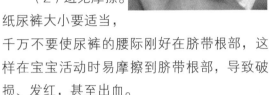

（2）避免摩擦。纸尿裤大小要适当，千万不要使尿裤的腰际刚好在脐带根部，这样在宝宝活动时易摩擦到脐带根部，导致破损、发红，甚至出血。

（3）避免闷热。绝对不能用面霜、乳液及油类涂抹脐带根部，以免脐带不易干燥甚至导致感染。

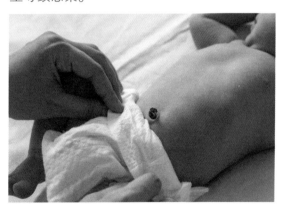

3. 脐带护理的禁忌

（1）不要擦爽身粉。千万不要把爽身粉撒在肚脐周围，不利于脐部的正常呼吸，不利于肚脐干燥，而且有感染的危险。

（2）不要涂抹护肤品。绝对不能用面霜、

乳液及油类涂抹脐带根部，以免脐带不易干燥甚至导致感染。

（3）不要用紫药水。千万不要用紫药水，有的新生儿肚脐很长时间不脱落，或脱落后化脓的，有些家长为了干燥脐带就给宝宝用紫药水擦拭，这个方法以前经常使用，但现在医学上不提倡这个方法，因为紫药水的干燥效果仅限于表面，而酒精的干燥效果是从里到外的干燥。

相关链接：

新宝宝脐带异常应对

1.肚脐出血

如果宝宝的肚脐只是单纯有点渗血的话，问题不大。有的时候可能是因为护理不当所致，或者是衣物、被子的摩擦，把肚脐刚刚结的血痂碰破，导致脐部出血。

这个时候月嫂用要干净的棉签帮助宝宝擦去血迹，然后再用消毒纱布包扎脐部就可以了。一般几天后就可愈合，也没有必要使用止血药，但应注意肚脐干燥，给宝宝穿的衣服和被子一定要柔软。

2.肚脐流水

新生儿正在愈合的脐带残端经常会渗出清亮的或淡黄色黏稠的液体，这属于正常情况。通常脐带自然脱落后，脐窝会有些潮湿，并有少许米汤样液体渗出，这是由于脐带脱落的表面还没有完全长好，肉芽组织里的液

体渗出所致。月嫂只需要用75%的酒精轻轻擦干净即可，一般2~3天左右脐窝就会干燥，然后再用干的纱布轻轻擦拭脐带残端，能加速肚脐的愈合。

经过上述处理后，脐部仍流水不止，并且渗出的液体像脓液或有恶臭味，就属于异常现象，月嫂应告知家长带孩子到医院就诊以便及时处理，以免引起感染。

3.肚脐发炎

如果宝宝的脐带脱落较晚，脐带的胶冻组织也容易成为细菌繁殖的场所，引起宝宝脐部发炎。肚脐发炎，刚开始脐部和周围组织会发红肿胀，有黏性或脓性分泌物，有臭味。如不及时治疗，可引起腹壁蜂窝组织炎，形成脓肿、坏死，细菌可沿尚未闭合的脐血管侵入血循环，造成败血症。

如果宝宝肚脐发炎症状不是很严重的话，月嫂可以用75%酒精擦拭宝宝肚脐，并保持干燥清洁。

4.脐带不脱落

胎儿出生后，脐带被扎结，几个小时后残端会变成棕白色，以后逐渐干枯，变细，变成黑色，最终脱落。

正常情况下大部分新生儿脐带脱落的时间，会依宝宝情况而有所不同，一般在出生后1~2周会脱落。假如宝宝的脐带2周后仍未脱落，要仔细观察脐带的情况，只要没有感染迹象，例如没有红肿或化脓，没有大量液体从脐窝中渗出，就不用太担心。如果有异常情况出现，建议带宝宝到医院就诊。

5. 脐带发红

在脐带残端脱落过程中，肚脐四周经常会出现稍微的发红，这是脐带残端脱落过程中的正常现象，不用担心。但如果肚脐和四周皮肤变得很红，而且用手摸起来感觉皮肤发热，那很可能是肚脐出现了感染，要及时带宝宝去看医生。

让宝宝有专属的修剪工具，防止交叉感染。

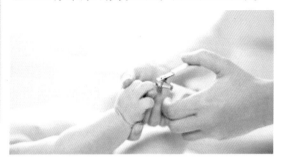

9.6 新生儿指甲护理

婴儿的指甲长得特别快，有时会因指甲过长而抓伤自己的皮肤，而且，指甲下会藏污纳垢，也可能会因抓破皮肤，而引起感染。所以要定期给宝宝剪指甲。

1. 修剪时间

宝宝清醒的时候，手脚会乱动，所以，爸爸妈妈不要在宝宝醒着的时候，特别是玩得正高兴的时候给宝宝剪指甲，可以在宝宝睡熟后修剪。

要依照宝宝指甲生长的速度快慢，调整修剪周期，通常一星期剪一次即可。如果发现宝宝指甲有断裂情形，可以随时修剪。此外，别忘了给宝宝修剪脚趾甲，一般来说，脚趾甲比较厚硬，洗澡后会变软，比较好修剪。

2. 工具选择

给宝宝剪指甲，要选择安全刀刃、刀面较薄且材质良好的婴儿指甲剪，千万不要用一般剪刀，避免伤害婴幼儿的手部；另外，

3. 正确方法

（1）宝宝躺在床上，妈妈跪坐在宝宝一旁，再将胳膊支撑在大腿上，保持手部动作稳固。

（2）握住宝宝的小手，将宝宝的手指尽量分开，用适合宝宝的指甲剪或指甲钳靠着指甲慢慢剪。

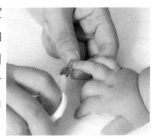

（3）可以放一个护垫在指甲下面，小心不要伤到宝宝的指甲，剪的时候要紧紧地抓住宝宝的手，不要放开。

（4）剪指甲时应按宝宝的指甲或手指的形状来剪，也不要剪得太短或太尖，和手指端平齐就可以了。

（5）剪脚趾甲时则要直剪，然后再修一修那些边边角角。

（6）剪完后尽量将指甲边缘磨平滑，以避免划伤皮肤。月嫂可用自己的拇指肚，摸一摸有无不光滑的部分。

4. 错误方法

千万不要用嘴去咬断宝宝的指甲，这样就很有可能会伤害到娇嫩的宝宝，因为大人的牙齿要比宝宝的指甲大得多，咬的时候根本看不到自己在做什么，就有可能会咬到宝宝的小手，而且这样还会把细菌传给宝宝。

5. 手误了怎么办

如果剪的时候真的不小心伤到了宝宝，要迅速拿棉签抹去宝宝手指上的血，再贴止血贴就好了，通常这点血过两分钟就会止住的。

在接下来的一段时间里要避免污染伤口，如果有伤口红肿等异常情况出现，最好去医院检查一下。

9.7 新生儿囟门的护理

颅骨由6块骨头组成，宝宝出生后由于颅骨尚未发育完全，所以骨与骨之间存在缝

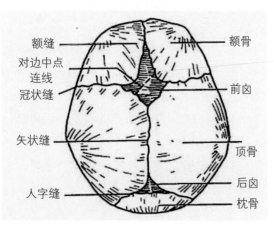

隙，并在头的顶部和枕后部形成两个没有骨头覆盖的区域，分别称为前囟门和后囟门。

囟门是胎儿出生时头颅骨发育尚未完成而遗留的间隙。后囟一般在出生后三个月内闭合，前囟在出生后1~1.5岁时闭合。由于囟门处没有坚硬的颅骨覆盖，应注意保护，以防大脑遭受损伤。

宝宝的囟门若长时间不清洗，会堆积污垢，这很容易引起宝宝头皮感染，继而病原菌穿透没有骨结构的囟门而发生脑膜炎、脑炎，所以囟门的日常清洁护理非常重要。

1. 注意清洗

囟门的清洗可在洗澡时进行，可用宝宝专用洗发液而不宜用强碱肥皂，以免刺激头皮诱发湿疹或加重湿疹。

清洗时手指应平置在囟门处轻轻地揉洗，不应强力按压或强力搔抓，更不能用硬物在囟门处刮划。

如果囟门处有污垢不易洗掉，可以先用麻油或精制油蒸熟后润湿浸透2~3小时，待这些污垢变软后再用无菌棉球按照头发生长的方向擦掉，并在洗净后扑上婴儿粉。

2. 不要随意抚摸按压宝宝的头

整个婴幼儿颅骨的结构在前囟门最弱，没有骨片的保护，而大脑组织就在正下面；前囟门凸出时可以用手感觉到颅内有跳动的情形，这反映出脑内动脉的振动波；还可以

感觉到好似有凹凸不平的东西在下面，这就是大脑表面的脑面。

所以月嫂须告知家长们要注意不要让别人随意摸宝宝的头，千万不能用力压，否则有可能会对大脑造成损伤。

相关链接：

宝宝囟门的六种异常现象

1. 囟门鼓起

前囟门原本是平的，如果突然间鼓了起来，尤其是在宝宝哭闹时，并且用手摸上去有紧绷绷的感觉，同时伴有发烧、呕吐，甚至出现抽风，说明宝宝的颅内压力增高。通常，颅内压力增高是由于颅内感染所引起，宝宝可能是患了各种脑膜炎、脑炎等疾病。

如果宝宝的前囟门逐渐变得饱满，可能是颅内长了肿瘤，或是硬膜下有积液、积脓、积血等。

2. 囟门凹陷

囟门凹陷下去，最多见于宝宝的身体内缺水，如腹泻后没有及时补充水分，前囟门由此凹陷下去。这种情况下，需要马上为宝宝补充液体。

营养不良、消瘦的宝宝，他们的前囟门也经常表现出凹陷现象。

3. 囟门早闭

宝宝囟门早闭时，必须测量其头围大小。如果头围大小低于正常值，可能是脑发育不良。

有些身体正常的宝宝，在5~6个月时，前囟门也仅剩下指尖大小，似乎要关闭了，其实并未骨化，应请医生鉴别。

4. 囟门迟闭

囟门迟闭，主要是指宝宝已经过了18个月，但前囟门还未关闭，多见于佝偻病、呆小病。

囟门迟闭，有少数是脑积水或其他原因所致的颅内压增高引起，应去医院做进一步检查。

5. 囟门过大

囟门过大，一般是指宝宝出生后不久，前囟门就达到4~5厘米大小。

囟门过大，首先的可能是宝宝存在着先天性脑积水，其次也可能是先天性佝偻病所致。

先天性脑积水的宝宝在出生时，经过产道时头颅受挤，因此在刚出生时囟门并不大。但在出生后的几天后，前囟门通常就会逐渐大了起来。

先天性佝偻病的宝宝出生后，不但前囟门大，而且后囟门也大，正中的一条骨缝（矢状缝）也较宽，将前后两个囟门连通。

6. 囟门过小

囟门过小，主要是指囟门仅有手指尖大，这样的宝宝很可能存在着头小畸形。

囟门过小，也可能是颅骨早闭所造成，特别是矢状缝早闭，会使宝宝的头颅变长、变窄，形成被称为舟状畸形的头颅，即枕部突出、前额宽，前囟小或摸不到。

宝宝囟门过小时，要定期测量头围，即观察在满月前头围是否在正常范围内。

每个月或每两个月都应检查头围的增长速度，并与正常的宝宝做比较，观察是否有明显的落后。

如果宝宝头围的发育尚且正常，并在随后的3~4个月后还能继续保持，即使囟门偏小一些，也不会影响大脑的发育。

9.8 新生儿乳痂的护理

宝宝刚出生的时候，其皮肤表面有一层油脂，如果宝宝出生后不经常洗头，导致这些分泌物和灰尘聚集在一起就会形成较厚的乳痂。乳痂严重的话，会对宝宝的健康产生严重影响，因此要特别注意清理宝宝的乳痂。

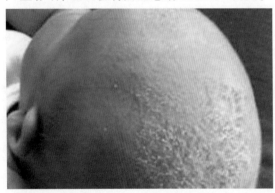

1. 清理乳痂方法

因为宝宝的头还非常脆弱，因此给宝宝处理乳痂时一定要特别小心注意，以免弄伤宝宝。最简单方便的方法就是用植物油清洗。为保证植物油的清洁，一般要先将植物油（如：橄榄油、香油、花生油等）加热消毒，再放凉备用。

在为婴儿清洗头皮奶痂时，先将冷却的清洁植物油涂在头皮奶痂表面，不要将油立即洗掉，需滞留1~2小时左右，头皮乳痂就会变得松软，然后再用温水轻轻洗净头部的油污。

根据奶痂的轻重，每日清洗，一般3~5天即可消失。清洗时注意室温应在24~26℃，在清洗后还要注意用干毛巾将婴儿头部擦干，防止婴儿受凉。

2. 清理乳痂的注意事项

（1）禁止用硬物（如指甲、梳子等）直接刮乳痂。否则很可能损伤宝宝的皮肤，造成出血甚至感染。

（2）尽量保持宝宝的头发不要过长。如果宝宝的胎发较长，应将其剪短，以便能得到有效清理。

3. 预防宝宝长乳痂的方法

（1）宝宝的食物不能过于油腻。如果是母乳喂养的话，则妈妈的饮食要注意不能太油腻。

（2）保持宝宝的干净卫生。宝宝出生后应每日坚持洗澡，特别是要认真洗头，注意水温不可过热，稍低于正常洗澡水温。

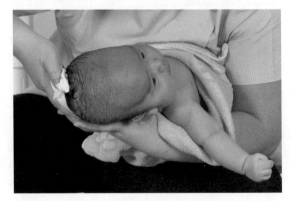

（3）避免阳光直晒宝宝。带宝宝到户外活动时应避免太阳直晒宝宝头面部，以免加重奶痂情况。

（4）定期给宝宝修剪头发。宝宝头发如果过长很容易藏污纳垢，导致乳痂堆积，不便清除。因此最好给宝宝剪短发，这样护理起来方便。

（5）保持室内空气流通。宝宝在室内的时候，要注意多开窗透气，保持室内空气新鲜。衣被不可太厚，内衣应柔软、宽松和清洁，避免毛线、化纤等接触皮肤。

9.9 新生儿啼哭的护理

对于刚出生不久尚无语言表达能力的新生儿来说，啼哭是他们唯一的语言，是表达需求、痛苦和交往的主要方式。这就需要月嫂对哭声进行鉴别与判断，并给予相应的护理。正常新生儿啼哭原因及护理方法如下。

1. 饥饿引起的啼哭

当新生儿哭声较短，声音不高不低，长短均匀，富有节律，同时可见宝宝头向左右转动，张开小嘴左右寻觅，碰到衣物或手指即有较强的吸吮力，喂哺后哭声自然停止。若饥饿时间过长，哭声可由强转弱，细长无力，也可因哭闹时间过长、出汗过多引起虚脱或出现低血糖，应及时对症治疗。

2. 不适引起的啼哭

新生儿常在吃完奶或睡醒后，因尿布潮湿或体位不适而大哭，哭声长短不一，高低不均，且不规则，常常边哭边活动臀部，两脚乱踢乱动。换上干净尿布即停止哭闹。

3. 需要安全感引起的啼哭

啼哭时一般情况下，面色红润，四肢活动自如，反射正常，哭声长短不一，高低不均，无节奏感，常哭哭停停，睁着眼睛左顾右盼，当母亲或家长走到其跟前时，啼哭就会停止，双眼盯着母亲，一副着急的样子，但仍有哼哼声，嘴唇翘起。

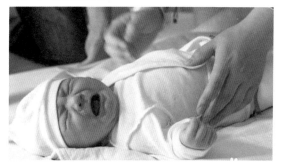

4. 保暖过度及包扎过紧引起的啼哭

新生儿大声哭叫，面红耳赤，全身出汗，四肢乱蹬乱伸，此时体温升高。须立即松开衣被，改变体位，用温水擦身，更换内衣、尿布，适量喂糖水或母乳，哭声即可停止，情绪变得安静，体温也会降到正常。

5. 不明原因引起的啼哭

一般在入睡前，这种哭声比较低，双目

时睁时闭，经过哄拍，哭声断断续续变轻而入睡。也可在刚睡醒时，哭一会儿，之后逐渐进入安静觉醒状态，此时若轻轻拍拍新生儿或安抚一下，新生儿感到有人在身边，会显得特别机敏，精神饱满。

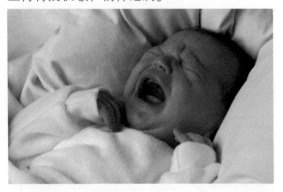

6. 吃奶时边吃边哭

除了感冒时鼻塞外，常需注意是否有母乳过少或奶嘴开口过小的情况。此时新生儿吸吮几口才吞咽，数分钟后即出现啼哭，哭几声后再吃，反反复复，出现这种情况时可在母乳后加喂牛奶或适当将奶嘴开口加大，以挤压后奶汁流出顺畅为宜；母乳过多或奶嘴开口过大时新生儿也会啼哭，此时新生儿每次吸吮后马上吞咽，偶有呛咳，这时妈妈可用拇指和食指轻轻捏住乳头，使乳汁流得慢些或更换奶嘴。

9.10 新生儿溢奶的护理

溢奶是新生儿常见的生理现象，主要是

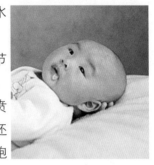

因为新生儿的胃呈水平位置和胃容量少，支配胃部的神经调节功能发育不够成熟，加上胃上端的门户贲门部位的闭锁能力还较弱，所以婴儿吃饱奶后，常常会向口里回奶——溢奶，也就是我们常见的宝宝吐奶。

1. 溢奶的后果

溢奶多见于出生1~2个月的新生儿。溢奶与大口大口地吐奶不同，只要不是经常性的，偶尔发生问题不大。如果经常溢奶且护理不当，容易出现严重的后果——窒息。这是因为吐出较多量的奶被吸入气管，发生堵塞。

另外，吐出的奶会流入咽鼓管，引起继发性细菌感染而患中耳炎。

2. 溢奶的护理

当宝宝发生轻微的溢奶、吐奶时，通常他会自己调适呼吸及吞咽的动作，所以没有吸入气管的危险，父母及月嫂只要密切观察他的呼吸状况及肤色。

不过这时不要立即再喂宝宝，如果是饮食过量引起的吐奶就要减少喂奶量，延长喂奶时间，如果吐奶很严重则应禁食4~6小时。

在呕吐得到缓解后，如果宝宝还有精神不振、只想睡觉、情绪不安、无法入睡、发烧、肚子等现象，则可能是生病了，应该看医生。

3. 溢奶的预防

三个月前的宝宝肠胃功能还没有完全发育成熟，因此吐奶现象比较普遍，由于宝宝胃容量小，连接食管处的贲门较宽，关闭功能不够完善，连接小肠处的幽门较紧，宝宝吃奶时常会连同空气一起吸进去，奶就很有可能倒流入口腔，引起吐奶的情况。但是也不需要过分紧张，这个会随着宝宝年龄增长逐步改善的。在此之前只要注意以下几方面的问题，就可以防止宝宝发生严重吐奶的情况了。

（1）需要有适当的喂奶姿势。最好是抱起宝宝喂奶，让宝宝的身体处于 45 度左右的倾斜状态，使得胃部的奶顺流入小肠，这个姿势能够减少发生吐奶的可能。

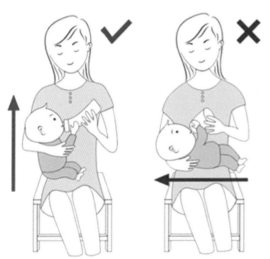

婴儿上身竖直不易呛奶　　婴儿平躺仰头容易呛奶

喂奶完毕一定要让宝宝打个嗝，并且轻轻拍打宝宝的后背，帮助把吸进去的空气吐出来。具体是先把宝宝竖直抱起靠在肩上，轻拍宝宝后背，让他通过打嗝排出吸奶时一起吸入胃里的空气，再把宝宝放到床上，这样就不容易吐奶了。

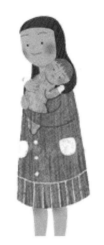
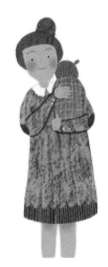

（2）需要注意喂完奶后，不应该立刻让孩子仰卧，而是应当侧卧一会儿，然后再改为仰卧。

（3）还需要注意，最好是少量多餐喂食，避免一次性喂得过饱。

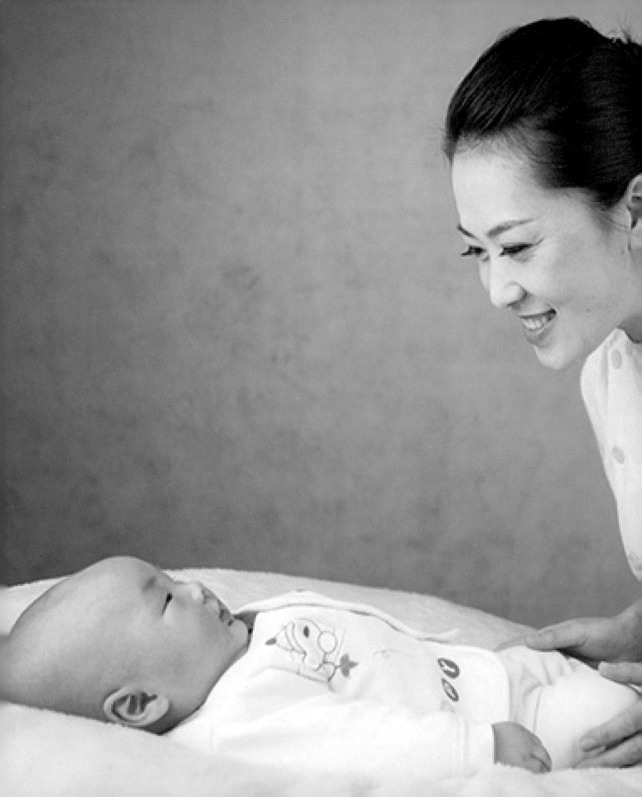

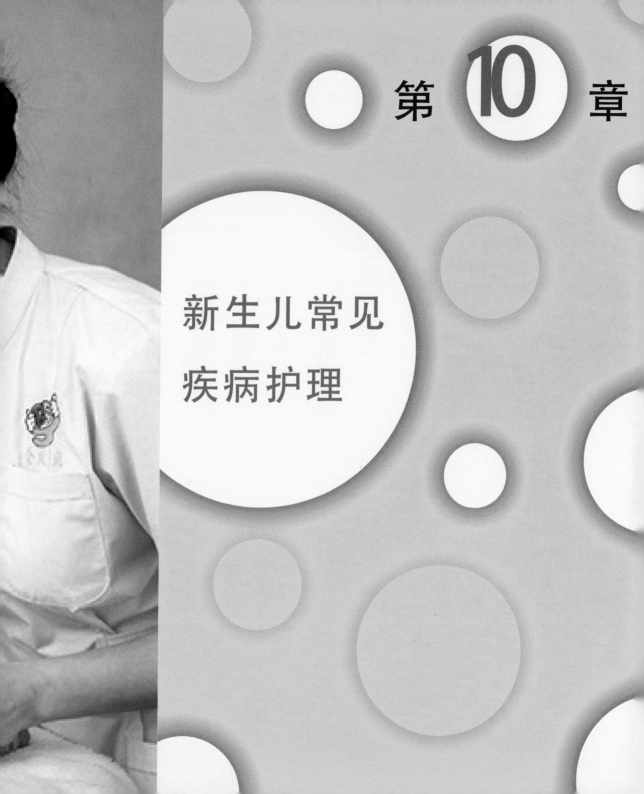

第 **10** 章

新生儿常见
疾病护理

10.1 新生儿"红屁股"的护理

尿布疹俗称"红臀"，主要是因为新生儿臀部的皮肤长时间在潮湿、闷热的环境中不透气造成的。粪便及尿液中的刺激物以及一些含有刺激成分的清洁液也会使新生儿的屁股发红，新生儿常因此而烦躁哭闹、睡卧不安。有的新生儿红臀的原因是母乳性腹泻，这是由于新生儿对乳糖不耐受引起的。

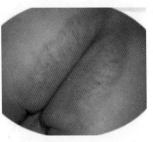

1. 红屁股的预防

保持皮肤干爽清洁是预防和治疗尿布疹的关键。具体措施包括：

（1）要选用清洁细软、吸水性强的尿布，可为纯棉布或一次性尿片。

（2）尽可能在尿湿后立刻更换尿布；每次大小便后，应用温水洗净屁股，擦干后涂上5%鞣酸软膏，可以起预防红臀作用。

（3）注意尿布的清洁卫生，必须使用符合卫生要求的合格的一次性尿片。若重复使用布尿片，应及时将尿布用肥皂清洗并用开水烫洗，冲洗净肥皂后，在太阳下晒干后再用；在阴雨天，可用熨斗烫干，这样可避免病菌感染。

2. 红屁股的护理方法

夏季是尿布疹的高发季节。"红臀"的护理方法如下。

（1）对仅仅是局部皮肤潮红的轻度红臀，应保持臀部清洁、干燥，做到及时更换湿尿布，即使是一次性尿布也应及时、定时更换。

（2）每次在新生儿大便后或换尿布时，对其臀部用温开水或4%的硼酸水洗净、吸干，再涂些植物油。而不能用肥皂清洗新生儿臀部。

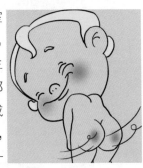

（3）在气温或室温条件允许的情况下，可以把尿布垫在新生儿臀部下面，让臀部充分暴露在空气中或阳光下，每日2~3次，每次10~20分钟，一般1~2天红臀就能有所恢复。

（4）如果新生儿局部皮肤潮红并伴有皮疹，可涂消毒鱼肝油。

（5）皮疹如果有溃破，可以用氧化锌油膏或红汞加鱼肝油治疗。同时可对新生儿皮肤破溃糜烂处使用普通灯泡（100瓦）照射（距患处10~15厘米），一日数次，照射时要有专人照看以防烫伤。

> 💡 **金牌月嫂的妙招：**
>
> "红臀"的预防重于治疗，月嫂在护理新生儿时千万不要使用橡皮布或塑料布给他们当尿布，

每次大便后都要用温水洗净新生儿臀部、肛门周围及会阴部，并经常保持该处通风，皮肤干燥。

10.2 新生儿黄疸的护理

黄疸是新生儿最常见的疾病之一，分为生理性黄疸与病理性黄疸，生理性黄疸是正常现象。但如果发现超过了生理性的范围，就必须注意是不是有其他的病变，所以要特别注意新生儿的肤色变化。

1. 新生儿黄疸的基本类型

新生儿黄疸的基本类型有两种：一种是生理性黄疸，通常新生儿在出生两三天后，就可以用肉眼看出皮肤有点黄，在 4~5 天达到高峰，7~14 天多半就会消失；另一种是病理性黄疸，病理性黄疸的原因很多，足月儿和早产儿的标准不尽相同。

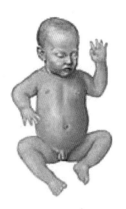
健康婴儿

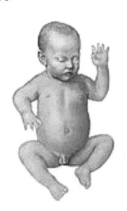
黄疸患儿

月嫂只要发现以下情况就要送医院观察：

（1）新生儿在出生 24 小时之内就发现黄疸，是"早发性黄疸"。

（2）黄疸指数短时间内升得太高，一天增加 50 毫克 / 升以上，这种情况比较常见的是溶血性黄疸（母亲和婴儿的血型不合）。

（3）黄疸指数升得太高，达 150 毫克 / 升。

（4）持续时间太长，一般生理性黄疸持续的时间是 7~14 天，如果超过两个星期就要注意了。

2. 黄疸患儿的护理

由于只要超过生理性黄疸的范围就是病理性黄疸，因此出院后对新生儿的观察非常重要。出院前，月嫂一定要先了解新生儿的皮肤黄到了身体哪个部位，回家后再观察有无任何变化。如果越来越黄或黄的部位越来越多，就一定有问题；如果黄的部位慢慢消退，就不必太担心了。黄疸新生儿居家照顾须知如下。

（1）仔细观察新生儿黄疸变化。黄疸是从头开始黄，从脚开始退，而眼睛是最早黄、最晚退的，所以，可以先观察眼睛。如果不知如何看，可以按压身体任何部位，只要按压的皮肤处呈现白色就没有关系，若呈现黄色就要注意了。

（2）观察新生儿日常生活。只要觉得新生儿看起来越来越黄，精神及胃口都不好，出现体温不稳、嗜睡、容易尖声哭闹等状况，都要去医院检查。

（3）注意新生儿大便的颜色。如果是肝脏、胆道出现问题，新生儿的大便会变白，但不是突然变白，而是颜色越来越淡，如果身体再突然发黄，就必须带到医院检查。

（4）家里光线不要太暗。新生儿出院回家之后，尽量不要让家里太暗，白天新生儿接近窗户旁边的自然光，但不要让新生儿直接晒到太阳，以免晒伤。

（5）勤喂母乳。如果证明是因为喂食不足所产生的黄疸，必须要让产妇勤喂新生儿。因为乳汁分泌是正常的生理反应，勤吸才会刺激分泌乳激素，分泌的乳汁才会越多。千万不要以为新生儿吃不够，就用水或糖水补充。

10.3 新生儿腹胀的护理

新生儿腹胀是很多妈妈和月嫂颇为困扰的问题，引起新生儿腹胀的原因也很多，一般可分为生理性和病理性腹胀，如果腹胀伴有其他症状，如呕吐、腹泻或便秘，或其他异常表现，常常预示着某种疾病。

1. 生理性腹胀

正常新生儿，尤其是早产儿，在喂奶后常可见到轻度或者较明显的腹部隆起，宝宝没有其他异常情况，大便正常，可能与生理性溢乳同时存在。

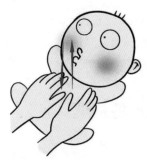

生理性腹胀不需要处理，也不需要看医生。如果腹胀比较明显，可以使新生儿俯卧，轻轻压迫或拍打其腹部，也可以用薄荷油擦拭新生儿的腹部，协助新生儿排气。喂奶之后也要确定宝宝排气，这样可以减少宝宝腹胀的病情减轻。

2. 病理性腹胀

引起病理性腹胀的原因有很多，出现下列情况，可能预示着病理性腹胀，需要向医生询问或带宝宝看医生。

（1）有比较明显的腹胀，或腹胀呈渐进性加重。

（2）伴有频繁呕吐，宝宝精神差，腹壁皮肤发红、发亮、发紫，或有腹壁静脉显露。

（3）腹胀同时伴有其他异常情况，如发

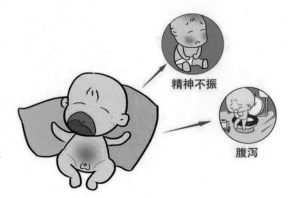

精神不振

腹泻

热或低体温、呕吐、腹泻或无大便、剧烈哭闹或反应低下。

3. 新生儿腹胀护理方法

（1）不要让宝宝饿得太久后才喂奶。宝宝饿的时间太长，吸吮时就会过于急促而吞入大量的空气。所以要按时给宝宝喂奶，并在喂奶之后，轻轻拍打宝宝背部来促进打嗝，使肠胃的气体由食道排出。

（2）多给宝宝的腹部进行按摩，可顺时针按摩5分钟。或腹部使用祛风油，用温毛巾敷盖也有帮助，这些有助于肠胃蠕动和气体排出，以改善消化吸收功能。

（3）人工喂养的宝宝，应当注意让奶水充满奶瓶嘴的前端，不要有斜面，以免让宝宝吸入空气。母乳喂养的宝宝，如果在宝宝吃奶的时候，宝宝的嘴与母亲乳房的位置摆放不适当的话，那么，宝宝就有可能吸进过多的空气，以至于嗝气或腹胀。正确的姿势是让宝宝的脸正对妈妈的乳房以保证他的嘴将乳头和乳晕全都含住。

（4）如果母乳中含的糖分过多，糖分在宝宝的肚子里过度发酵，也容易使宝宝出现肠胀气，这时妈妈就应该注意限制自己的摄糖量了。此外，如果怀疑自己的进食可能引起宝宝腹胀，那么，母乳喂养的妈妈就应该将那些有嫌疑的食物，如豆类、玉米、红薯、花菜以及辛辣食物从饮食中剔除掉。

10.4 新生儿腹泻的护理

新生儿腹泻是新生儿期最常见的肠胃疾病，又称新生儿消化不良及新生儿肠炎。

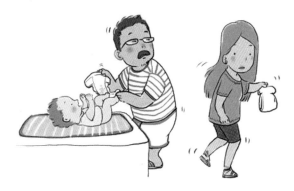

1. 新生儿腹泻的原因

婴儿腹泻是一种大多发生在0~2岁婴幼儿身上的肠胃功能紊乱急性病，即婴儿消化不良，主要表现为拉肚子和呕吐。根据病情轻重，可分为轻型腹泻和重型腹泻。引起婴儿腹泻的原因多种多样，症状也各不相同。具体如下表所示。

新生儿腹泻分类

腹泻程度	排便次数	粪便情况	其他症状
轻度腹泻	5~8	黄绿色、有黏液、蛋花汤样	呕吐、轻微腹胀、轻度发烧、肠鸣音亢进
中度腹泻	10	稀薄、带水、酸臭	中度发烧
重度腹泻	8~15	量多、水样、有黏液、带血丝、酸臭	烦躁萎靡、嗜睡昏厥、干燥缺水

2. 新生儿腹泻后的护理

新生儿腹泻后月嫂应做好以下几件事。

（1）千万不要禁食。不管是哪种病因引起的腹泻，新生儿的消化功能虽然降低了，但仍可消化吸收部分营养素，所以只要新生儿想吃，就可以喂。吃牛奶的新生儿每次奶量可以减少 1/3 左右，奶中稍加些水。如果减量后新生儿不够吃，可以添加含盐分的米汤，或辅喂胡萝卜水、新鲜蔬菜水，以补充无机盐和维生素。

（2）早期发现脱水，及时就医。当新生儿腹泻严重，伴有呕吐、发烧、口渴、口唇发干，尿少或无尿，眼窝下陷、前囟下陷，新生儿在短期内"消瘦"，皮肤"发蔫"，哭而无泪。这说明已经引起脱水了，应及时将新生儿送到医院治疗。

（3）及时补充液体。轻度脱水无呕吐者可口服补液，重症或呕吐剧烈者须静脉补充液体。

（4）注意观察大便。月嫂应仔细观察新生儿人便的性质、颜色、次数和大便量的多少，将新生儿大便异常部分留做标本以备化验，查找其腹泻的原因。

（5）做好臀部护理。月嫂应给新生儿勤换尿布，新生儿每次大便后应用温热水清洗臀部及会阴部，再在肛周及臀部涂护臀膏或油，随时保持其臀部皮肤的清洁和干燥。

（6）预防交叉感染。新生儿所用食具、衣物等须先消毒后清洗，奶具还应煮沸消毒后才能使用。

10.5 新生儿发烧的护理

新生儿发热是常见现象，是宝宝身体抵御疾病的一种本能反应，一般情况下只需做好护理工作，宝宝会很快痊愈。

1. 婴儿发烧的判断

（1）腋下温度。婴儿腋下的正常温度为 36~37℃，有时候会稍微超过 37℃，如果超过 37.4℃时就可以算作是发烧了。如果体温在 37.5~38.4℃就是低烧，如果超过 38.5℃就可认为是高烧。

（2）直肠温度。婴儿的正常直肠温度在 36.9~37.5℃，如果比基础体温高 1℃，就可以算作是发烧。当直肠温度在 38℃上下时，就是低烧，倘若大于 39℃就是高烧，此时，月嫂就要注意了。假如患儿出现了发烧不断，并大于 2 周的情况，那就说明是属于长期发热。

（3）口腔温度。婴儿的正常口腔温度在 36.4~37.2℃，超出此温度区间就可视为发热。

 金牌月嫂的妙招：

这三种测量途径中，腋下温度是最不稳定

的，很有可能因外界因素而变动。而直肠温度却不容易受到干扰，所以在测婴儿体温的时候，要优先选择测量肛温。

2. 婴儿发烧的护理

刚出生的新生儿发烧的原因有很多，除感染外，环境过热、失水均可引起发烧。可靠的判断依据是体温，当新生儿体温超过 37℃，并伴有面红、烦躁、呼吸急促、吃奶时口鼻出气热、手脚发烫等现象时表明是发烧。体温不超过 38℃ 时不要随便服药，应采用物理降温，即：

（1）环境降温。调整室温至 22~24℃。同时打开包被，解开新生儿衣服以散热。

（2）温水擦身。将开水放凉至 32~36℃ 的水，将毛巾浸湿后擦拭宝宝全身皮肤。擦完一遍后可稍停一会，待皮肤上的水分蒸发完再擦第二遍，直到体温明显下降。谨记不可使用稀释酒精给宝宝擦浴，会导致宝宝体温下降过快。

（3）采用冷敷。用橡皮布、塑料薄等不透水的物质膜制成手掌大小的口袋，里面装冰水或细小的冰块。将冰袋放在宝宝的额头、颈部、腋窝、大腿根部等部位，还

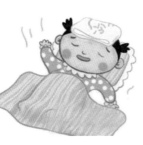

可制作成帽状冰袋戴在宝宝头上，做成枕头样放在宝宝枕部，或用毛巾在冷水中浸湿后挤干放在额头上冷敷。注意冰袋局部冷敷时，不宜持续时间过长，否则可引起局部缺血、缺氧以致冻伤。也可以使用退热贴退热，更加方便。

（4）若新生儿发烧严重即由感染引起的发烧，应迅速带其到医院就诊，不要自行用药。

10.6 新生儿便秘的护理

新生儿出生后 24~36 小时应有正常胎便，如无胎便排出或排出少量不正常胎便，均属不正常情况，应注意有无先天性消化道畸形等疾病。

1. 新生儿便秘的症状

在临床上如果宝宝排便间隔超过 48 小时，即可视为便秘。有些婴儿出生不久，大便就不顺当，隔 1~2 天或 3~4 天才解 1 次。

新生儿宝宝通常出现的便秘多为功能性便秘，这常会被家长忽视，而导致病情加重。常见症状如下。

（1）常见的有出现大便干硬、排便哭闹、排便周期延长（3~5 天）、粪便污染内裤等症状。

（2）若便秘时间较长，则会出现食欲减退、腹胀甚至腹痛、头晕、睡眠不安等症状，严重的甚至会出现脱肛或肛裂出血等症状。

2. 新生儿便秘的原因

新生儿便秘引起的原因有如下几种。

（1）人工喂养。牛奶经消化所含的皂钙较多，易引起大便干结，从而便秘。

（2）乳量不足。如果吃奶吃得少，或呕吐较多，或进食补液的小儿可引起暂时性的无大便。另外，新生儿的消化道肌层发育尚不完全，这样易引起便秘，还可同时伴有吐奶。只要小儿体重不下降，呕吐和便秘的现象都是正常的。

（3）外科性疾病。可能的畸形包括肠道闭锁、肠狭窄、肠旋转不良、先天性巨结肠、先天性无肛、骶尾部脊柱裂、脊膜膨出、肿瘤压迫马尾部神经等，这些疾病常伴有严重的呕吐和腹胀的现象，需及时诊治。

（4）精神因素。新生儿受突然的精神刺激，或环境和生活习惯的突然改变也可引起短时间的便秘。

3．新生儿便秘的治疗

帮助新生儿缓解便秘尽可能用母乳喂养，因为母乳喂养的新生儿发生便秘的可能性较小。如果发生便秘，可喂加糖的菜水或果汁等，具体方法如下。

（1）添加辅食治疗新生儿便秘：可以让新生儿吃菜泥、水果、玉米粉、麦片等。

（2）适当地按摩新生儿腹部：按摩左下腹，如果触及条索状物，轻轻地由上而下按摩，

可促使大便下行排出。

（3）适当地按摩新生儿肛门口，这能引起新生儿生理反射，促进其排便。

（4）适当地让新生儿活动，促进大便下移，引起排便。

（5）人工通便：用石蜡油、开塞露、小的肥皂条等给通便，同时训练可促使大便下行排出（仅限于新生儿便秘严重时使用）。

（6）对于顽固性便秘的新生儿，应及时到医院就诊，做个腹部 X 线平片和纤维结肠镜检查，请专科医生寻找病因，以排除先天性肠畸形的可能。

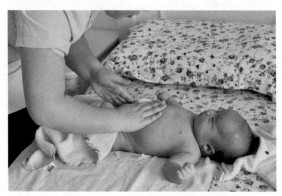

10.7 新生儿咳嗽的护理

新生儿咳嗽是为了排出呼吸道分泌物或其他异物而做出的一种机体防御反射动作。也就是说，咳嗽是新生儿的一种保护性生理现象。但是如果咳得过于剧烈，影响到饮食、睡眠和休息，就要去医院检查了。

一定要鉴别咳嗽是何种原因引起的，再对症处理。月嫂绝不可一听到新生儿咳嗽就认为是感冒、肺炎，而盲目治疗。如果新生儿咳嗽，不发烧，也没痰，则要做好以下护理工作。

（1）避免新生儿着凉，并保证给新生儿创造一个无烟、无其他刺激性气味的环境。

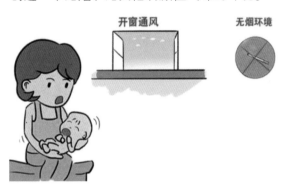

开窗通风　　无烟环境

（2）天气干燥时，保持室内空气的湿度在40%左右，保持室内清洁，减少浮尘的刺激。

（3）新生儿睡觉时，枕部褥垫下放一枕头，防止痰液堵在喉部。

（4）在新生儿咳嗽时，月嫂可以让新生儿俯卧在自己的膝上，轻拍其背部，促进新生儿痰液排出。如果新生儿干咳，可以给新生儿喂温热的水，湿润咽部。

（5）喂奶后还要将新生儿立起，轻拍背部，使其打嗝，减少咳嗽时的呛奶。新生儿呛奶时，不要慌张，使新生儿侧身，及时清除新生儿口、鼻中的奶液或奶块，保持呼吸道通畅，避免将奶液吸入呼吸道。

相关链接：

婴儿咳嗽用药误区

误区一：一咳嗽就吃消炎药

消炎药只能治疗由呼吸道感染引起的咳嗽，但是婴儿咳嗽还可能有其他原因。要对症下药，否则有害无益。

误区二：一咳嗽就吃止咳药

止咳药只是止住咳嗽，却不能排痰，痰停在呼吸道可能会引起肺炎。所以说，治疗婴儿咳嗽，首先要排痰。

误区三：给咳嗽的宝宝吃成人止咳药

婴儿与大人在各个方面都有很大不同，因为宝宝的有些器官还没发育好，有些成人用药可能会损伤宝宝的身体。

误区四：只知道宝宝在咳嗽，不注意其他症状

婴儿的脾胃发育不完全，有时会有腹部胀痛、咽喉疼痛、大便干燥甚至便秘的情况，家长们应警惕宝宝肠胃病的发生。

误区五：咳嗽很正常，不久就会好

宝宝确实会经常咳嗽，但需要注意的是，

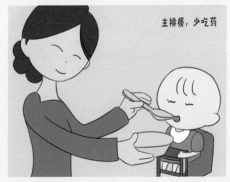

主排痰，少吃药

很多时候，咳嗽是某种疾病的表现，妈妈们不能大意，要及时把宝宝送到医院检查，尽快医治，不能听之任之。

10.8 新生儿肺炎的护理

新生儿肺炎是一种常见病、多发病，往往发病较急、病情较重。因此月嫂一定要特别注意肺炎早期症状，做到尽量防止新生儿肺炎加重。以下这些月嫂也要仔细告知新生儿家长。

1. 新生儿肺炎的病因

新生儿在出生过程中吸进了羊水，或者受凉、喂养不当、呛了奶汁等都可引发肺炎，还有的是因患上呼吸道感染、高烧等疾病诱发了肺炎，尤其是在冬、春季节。

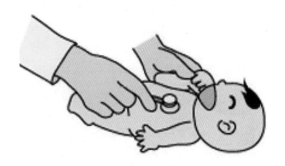

2. 新生儿肺炎的护理措施

新生儿得了肺炎，应当及时到医院治疗，病情严重的应当住院，若不住院，在家中治疗的关键是要加强对新生儿的护理。月嫂在

护理时需要注意以下几个方面。

（1）保持安静、舒适的环境。室内应该阳光充足、空气新鲜。一个安静、舒适的环境，能使患儿更好地休息和睡眠，有利于病情的好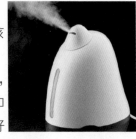转。患儿住的房间要通风、清洁。在清扫时，要湿抹湿扫，防止尘土飞扬，以免刺激发炎的呼吸道而加重咳嗽。

为保持空气新鲜，每天要开窗通风换气2~3次，每次20~30分钟，室内的温度要保持在18~20℃，湿度为55%~65%，如空气干燥，可在炉子上放一只不加盖的水壶，增加室内湿度，以免新生儿口干舌燥。

（2）摄入足够的饮食。新生儿在患病期间要摄入足够的水分和高热量、高维生素、易于消化的食品。新生儿时期的最好食品是乳制品，此时切不可断奶，如果新生儿憋得太厉害，吸奶困难，可把奶挤出来，用小勺慢慢地喂。人工喂养的新生儿，可在牛奶中适当加些米汤。

（3）注意保暖。冬、春季气温较低，特别要注意保暖，但应适度，发热时要松解衣被，以免散热困难，引起新生儿高热惊厥或出汗过度。

3. 预防新生儿肺炎的方法

（1）首先应治疗孕妇的感染性疾病。

（2）临产时严格消毒，避免接生时污染。

（3）尽可能在新生儿第一次呼吸前吸净口鼻腔分泌物。

（4）孩子出院回家后，应尽量谢绝客人，尤其是患有呼吸道感染者，要避免进入宝宝房内。

（5）产妇如患有呼吸道感染，必须戴口罩接近孩子。

（6）每天将宝宝的房间通风 1~2 次，以保持室内空气新鲜。

（7）避免孩子受凉，冬天洗澡时室温应升到 26~28℃，水温 38~40℃，以大人胳膊肘试水温为宜，洗完后用预先准备好的干燥的大毛巾毯包起来轻轻擦干。

10.9 新生儿湿疹的护理

新生儿湿疹也叫"胎毒""奶癣"，是婴儿时期常见的一种皮肤病，属于变态反应性疾病，也叫过敏性疾病。出生不久的新生儿的面部、头皮等部位出现一些皮疹，部分新生儿的患病部位，有渗出或者脱屑，严重者会发展成疱疹，破溃结痂。

1. 新生儿湿疹发生的原因

导致新生儿湿疹的原因比较复杂：外界对新生儿皮肤的刺激、新生儿消化不良以及先天性的过敏体质都可能诱发此病。

2. 新生儿湿疹的症状

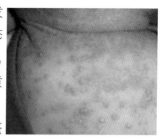

初起时为散发或群集的小红丘疹或红斑，逐渐增多，并可见小水疱，黄白色鳞屑及痂皮。皮损是对称的，瘙痒明显，搔抓后可引起糜烂、渗出、结痂，严重的可累及到头皮和整个面部甚至全身。继发感染后可见脓疱，并有局部淋巴结肿大、发烧等。

3. 新生儿湿疹的预防

新生儿湿疹的预防事项如下。

（1）注意定时给新生儿喂奶，不要让新生儿过饥或过饱，防止便秘及消化不良，而诱发湿疹。

（2）给新生儿穿清洁柔软舒适的衣服，枕头要常换洗，衣服、被褥均要用浅色的纯棉布制作，不要用化纤制品。

（3）不要使新生儿着凉受热，要躲避冷风，夏季不要暴晒。

（4）乳母应忌食辛辣刺激性食物，如辣椒、生葱、生蒜、酒等。

4. 湿疹的护理方法

（1）应注意新生儿面部皮肤的清洁、干燥，不用肥皂洗面部，否则可加重湿疹。

（2）给患湿疹新生儿洗澡时，水不能太

热。因为太高的水温会使新生儿皮肤脱水更快。洗澡时最好不用浴液，只用清水就可以了。洗澡的顺序最好先清洗全身，最后再给新生儿洗头。尽量让新生儿在水里的时间控制在10分钟以内。

另外，新生儿一出浴盆就要擦干他的肌肤，然后抹上保湿护肤霜，以保持皮肤水分，缓解瘙痒的症状。如果医生建议使用药膏的话，就按医嘱处理。

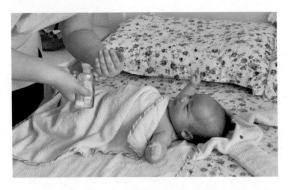

（3）新生儿的手指要保持清洁，经常剪指甲，防止新生儿用手抓破而继发感染。

（4）如果是母乳喂养的新生儿，要叮嘱乳母不要吃辛辣、鱼、虾等食物，以免加重湿疹。

（5）头皮和眉毛等部位结成的痂皮，可涂消过毒的食用油，第二天再轻轻擦洗。

10.10 新生儿抽搐的护理

新生儿抽搐是常见症状之一，发病率较高，是许多疾病的一个症状，其临床表现不典型，有时不易辨认，常表现为阵发性眼部活动（瞬目、眼球转动或震颤）及口颊部抽动。

1. 引起新生儿抽搐的原因

颅内出血和新生儿窒息引起的脑组织缺氧是新生儿抽搐最常见的原因。也有其他原因，具体如下。

（1）中枢神经系统疾病多见于颅内出血、脑膜炎、核黄疸及脑发育畸形等；

（2）新生儿破伤风常于生后4~6日出现抽搐，同时伴牙关紧闭；

（3）代谢紊乱低钙、低镁血症以及低血糖患儿可发生抽搐。

2. 预防新生儿抽搐的方法

遇到新生儿抽搐，家长务必维持镇静，不要把抽搐的小孩子抱在怀里摇来晃去，震动会加重抽搐。

（1）应迅速把小孩子平放在床上，躺好，维持小儿呼吸道通畅，头倾向一侧，防止呕吐物吸入气管。

（2）用拇指按患儿人中、合谷，有一定效果。待抽搐停止后，送往医院进一步检验医疗。

（3）如抽搐延续不止要及时去医院医疗。

3. 新生儿抽搐的护理方法

一旦发生全身性突然抽搐，应镇静止痉，同时马上找医生。一般抽筋不会立即危害生命，所以不必过分惊慌，在医生到来前，应采取以下应急方法。

（1）立即将小儿平放于床上，头偏向一侧并略向后仰，颈部稍抬高，将患者领口，腰带等松解，注意不要使患者跌落地上。

（2）迅速清除口鼻咽喉分泌物与呕吐物，以保证呼吸道通畅，并以手指掐压人中穴位及合谷穴位，以上要求必须迅速完成。

（3）防止患者在剧烈抽搐时与周围硬物碰撞致伤，但绝不可用强力把抽搐的肢体压住，以免引起骨折。

相关链接：

婴儿发烧抽搐怎么办

1. 调姿势

宝宝痉挛时，让他侧卧在床上，使他能呼吸顺畅，并且防止唾液或呕吐物堵塞气管。

2. 勤通风

若家有冷气，维持房间温度于25~27℃，可将幼儿置于冷气房中或以电扇绕转着吹，使体温慢慢地下降。但如果其四肢冰凉又猛打寒战，则表示需要温热，所以要外加毛毯覆盖。

3. 脱衣服

如果宝宝四肢及手脚温热且全身出汗，表示需要散热，可以少穿点衣物。

4. 擦温水

将宝宝身上衣物解开，

用温水毛巾全身上下搓揉，如此可使宝宝皮肤的血管扩张将体气散出，另外水气由体表蒸发时，也会吸收体热。

5. 多喝水

以助发汗，并防脱水。水有调节温度的功能，可使体温下降及补充宝宝体内的失水。

10.11 新生儿捂热综合征的护理

捂热综合征是新生儿及小婴儿的一种意外紧急情况，也称闷热综合征、蒙被综合征、蒙被缺氧综合征。捂热综合征大多发生于深秋和冬季。捂热综合征的发病率，未满月的新生儿约占一半，其余多为1~6个月小婴儿。

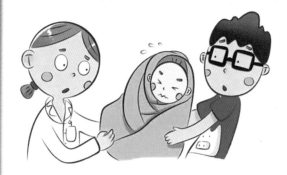

1. 新生儿捂热综合征产生原因

引发新生儿捂热综合征多见的几种情况是：

（1）睡觉时怕新生儿冻着，衣服被褥一层又一层地紧裹；

（2）和新生儿同盖一条被子，当母亲熟

睡后新生儿头面部全被置于被子下面，口鼻亦被捂盖；

（3）外出乘车途中，包裹过紧、过厚、过暖等。

2. 新生儿捂热综合征预防措施

新生儿捂热综合征是完全可以预防的，方法如下。

（1）夜间不要给新生儿盖被太多太厚，更不能使其蒙被睡觉。

（2）带新生儿外出时，包裹要露出缝隙。

（3）叮嘱乳母不应紧拥新生儿，也不要边喂奶边睡觉。

（4）新生儿伤风感冒时，千万不要捂汗，尤其不可蒙头捂汗。

金牌月嫂的妙招：

新生儿最好睡自己的小床，即便与大人同睡一床，也应避免与大人同盖一条被子。

3. 新生儿捂热综合征护理要点

（1）应该首先去除捂热的原因，撤离高温的环境，让新生儿尽快呼吸到新鲜的空气，并尽快把新生儿送到医院救治。

（2）新生儿体温较高时要迅速降温。最好采用物理降温法，如用冰垫、温水擦浴等，不要用发汗药，以免出汗过多导致虚脱。

温水擦浴的具体步骤是：

①脱掉患儿的衣服，盖上一条浴巾，将3~4块纱布或毛巾浸入34~37℃的温水中，轻轻拧一下水后，放在患儿的两侧腋窝及大腿根部，每隔数分钟重新浸湿纱布一次；

②用另一条湿毛巾轻轻地、反复擦拭身体的暴露部位，上肢由颈部到手掌，下肢由大腿根至足部，这样可促使体表皮肤的血管扩张散热，达到降温的效果，一般每次进行20~30分钟。注意切勿在这时用发汗药物，以免新生儿因出汗过多而加重虚脱。

10.12 新生儿败血症的护理

新生儿败血症指的是新生儿期，细菌或真菌侵入其血液循环并在其中生长繁殖，产生毒素所造成的全身性感染。其发生率为活产婴儿的千分之一到千分之八，宝宝出生体重越轻，发病率越高。

1. 新生儿败血症的早期表现

新生儿患败血症时，临床症状不像较大儿童有典型表现，一些败血症的特征表现不出来，特别是早期因症状无特异性而易被父母和月嫂忽视，没有及时送医院，被延误治疗。不过并不是完全不可捉摸的，大家只要细心掌握以下几点就可以提前预知宝宝的变化了。

（1）平时小儿手足温暖，败血症时小儿手足发冷。如果宝宝患有新生儿败血症，最易察觉的就是新生儿手足发凉，体温在35.5℃以下。

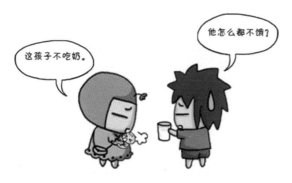

他们不受病毒的打扰。可从以下几个方面加强新生儿败血症的预防。

（1）保护和护理好宝宝的脐部，预防感染的发生。每日用碘伏清洁脐部，保持干燥直至脐部残端脱落。

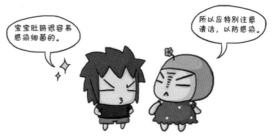

（2）各种反应都不如正常婴儿那样强烈，与健康宝宝不同的是败血症的孩子常不哭闹，或只哭几声就不哭了，而且哭声低微。吃奶减少，吸吮无力，新生儿吃奶明显减少，似乎不知饥饿，吮乳时间短且无力。

（3）新生儿屈肌张力高，四肢屈曲，或不停的活动，小手会紧紧抓住你的手指；而败血症的孩子四肢及全身软弱，你拉他的上肢，也无明显的屈曲反应，你松手，他的上肢会自然坠落下来，手也不会抓紧你的手指，而且四肢很少活动。

（4）新生儿败血症患儿反应能力低下，精神萎靡或昏昏欲睡。总是昏昏欲睡，正常新生儿在受到刺激时可做出适当反应，如惊醒、注视、微笑等。此外，还有面色苍白，发青或发灰，皮肤发花。黄疸迅速加重或退而复现无法解释时，均应怀疑本症。当出现一些类似的症状的时候就要送医院进行专门检察。

2. 新生儿败血症的预防

新生儿是很脆弱的，我们要好好地保护

（2）若宝宝有皮肤软组织感染，要及时就诊。该病进展迅速，极易引起全身感染。

（3）平素健康的宝宝如果出现不吃、不哭、不动、面色不好（可能伴发热或体温不升）时了，要及时就诊。

（4）母亲妊娠后期如有感染，或是出生时胎膜早破超过 18 小时需警惕，接生物品需严格消毒。

（5）在亲属探望摸宝宝前，要求其洗手，少亲吻，大人感冒需与宝宝相对隔离。

（6）勤洗澡、勤换衣、常消毒奶具、讲究个人卫生，做到有问题早发现。

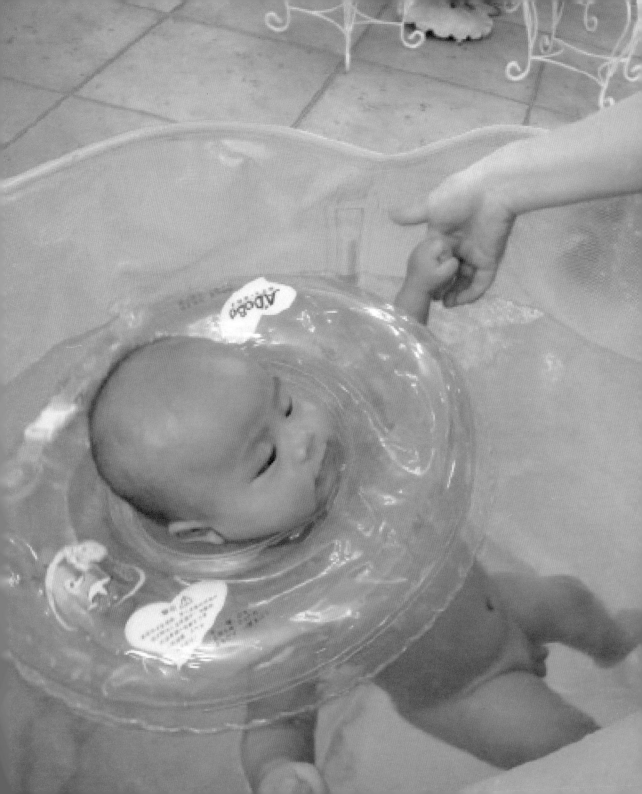

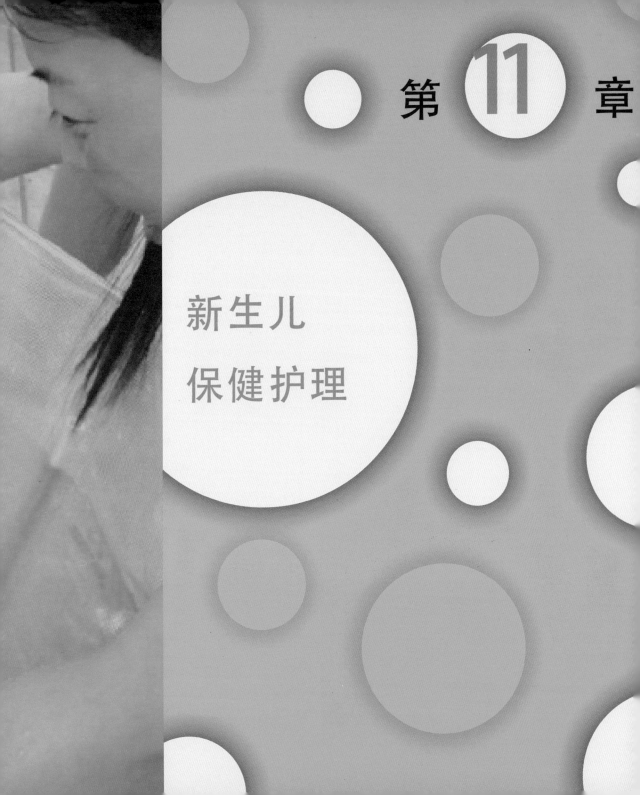

第 11 章

新生儿
保健护理

11.1 为新生儿测量体温

体温是一个人健康与否的重要标志，尤其是对宝宝来说。

1. 新生儿体温标准

36~37℃是新生儿体温的正常标准。当宝宝体温处于这个范围时，消耗的氧气最少，同时又能提供足够的热度维持代谢。

刚出生的宝宝，特别是早产儿，控制温度的神经还没有发育完全，难以自觉地控制自己的温度。特别是周边环境温度变化大，宝宝更加难以调整体温，体温相应变化，会出现过低或者过高的现象。

2. 测量体温的方法

（1）腋下测温方法。脱去宝宝上衣使腋窝外露，将体温表水银终端放在宝宝腋窝中心，让宝宝手臂与身体夹紧，保证腋窝处的体温计。维持这个姿势 5 分钟，查看体温表，即可获得宝宝腋下温度。值得注意的是，其测得的温度要稍低于口腔中所量的温度，比腋下的温度要高。

（2）颈部测温方法。保持体温表水平，将其置于宝宝脖子的褶皱处，使宝宝的头部位于合适的位置，能够保持温度计在正确的位置。测温时间要 ≥ 5 分钟，10 分钟是最好的选择。但这种方法有一个缺点，温度计难以固定在宝宝颈部，而且受气温干扰很大，常无法准备测量宝宝真实体温。

（3）肛门内测温方法。首先用酒精彻底擦拭肛表水银端口，保证温度计干净卫生。再抹上食用油（烧沸冷却至常温即可）润滑，此举便于将温度计插入宝宝肛门。这些准备工作完成后，再轻轻将温度计插入宝宝肛门大概 20 毫米的位置，放置 3 分钟。拿出温度计，查看数值，若温度计上显示宝宝的体温为 37.5℃ 上下，说明体温正常。冬季天气寒冷，宝宝肛表温度一般在 36℃ 左右。

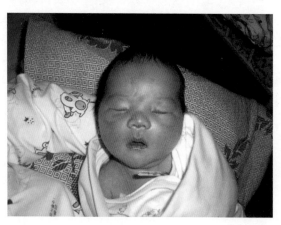

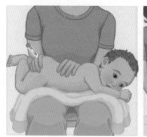
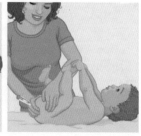

（4）采用红外线探头测耳温。测温时间短暂只要 1 秒，而且所测温度较为准确，很适合新生儿使用。

3. 测量体温注意事项

（1）通常情况下，宝宝早上的体温要低于下午的体温，如果想要详细了解宝宝的体温变化情况，应该选择固定的时间进行测量记录。如宝宝刚醒起床时、沐浴之前或傍晚的某个时候，每日三次最适宜。

（2）如果怀疑宝宝发烧了，请及时测量、记录宝宝发烧具体时间、天数以及频率、温度变化等信息，可以方便医生诊疗。

（3）宝宝年龄小，无法配合成人使用口表体温计，强行使用口表体温计测量体温十分危险。所以，通常为宝宝测量体温时，不采用口表测量的方法。

11.2 为新生儿测量身高

身高（身长）是孩子骨骼发育的一个主要指标，它包括头、脊柱和下肢长的总和。身高的增长速度和体重都是年龄越小增长越快。

1. 新生儿身高标准

新生儿男宝宝的平均身高会高于女宝宝一些，根据幼儿生长发育测评标准显示，新生儿的身高标准范围如下。

（1）男宝宝 45.2~55.8cm，平均值为50.4cm；

（2）女宝宝 44.7~55.0cm，平均值为49.7cm。

伴随着孩子的月份增长，受营养、遗传、环境等因素影响，孩子的身高在迅速生长的同时，也会表现出一定的差异。

2. 测量新生儿身高的方法

测量前先脱去新生儿的鞋、袜、帽、外衣裤及尿布。方法有两种。

（1）量版测量法。让新生儿仰卧在量板的底板中线上，头接触头板，面向上。测量者站在新生儿的右侧，用左手按直新生儿的双膝部，使两下肢伸直、并拢并紧贴量板的底板；右手移动足板，使其紧贴新生儿的足底，读取身长的刻度。

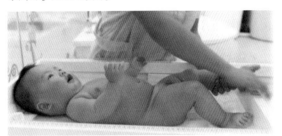

（2）皮尺测量法。在家里，如果没有量板，也可让新生儿躺在桌上或木板床上，在桌面或床沿贴上一软尺。在新生儿的头顶和足底分别放上两块硬纸板，测量方法和量板的量法一样，读取头板内侧至足板内侧的长度，即为新生儿的身长。

 金牌月嫂的妙招：

测量身长时需注意足板一定要紧贴新生儿

的足底，而不能只量到脚尖处，否则，会使测得的身长大于其实际身长。

如何让婴儿更快长高

1. 营养均衡供给

婴儿需要每天摄入充分的蛋白质、维生素和碳水化合物，尤其需要注意动物性蛋白（优质蛋白）的适量补充，要养成良好的饮食习惯。

身高受人体所摄蛋白质含量的影响，缺微量元素锌、铁及B族维生素（动物性食物中富含）易造成儿童偏矮，而缺钙、磷元素及维生素D则阻碍骨骼生长。牛奶是高钙高蛋白的食品，可帮助长个子。

2. 运动锻炼适量

婴儿时期，人体骨骼、韧带、肌肉、关节等方面的成长发育特别重要，此时也是比较容易受运动影响的时期，所以应该让婴儿适当运动锻炼，健康身心。可以尝试让婴儿多蹬双腿，活动经络，同时经常鼓励孩子做爬行、翻滚等动作，多多培养婴儿身体的灵活度。此外，适当的游泳、婴儿操运动，也可活络全身；还可以做跳跃运动。

另外，如果阳光温暖和煦，不妨带宝宝出门，在沐浴阳光的同时，能够助力身体中维生素D的生成，帮助身体最大化地吸收钙质。

3. 保证充足睡眠

睡眠作为长个的关键因素也该得到重视。

人体成长非常奇妙，在睡觉时身体会分泌数量可观的生长激素，因此务必要重视孩子的睡眠，尤其是晚上，要保质保量。当然，孩子的月龄越大，睡得就相对短一些，要根据个人情况来定。睡眠时间不充分或者不规律，都会干扰身体成长，不利于身高与体重的发育，这类孩子平时带起来也比较费劲。

4. 营造爱的生长环境

生长环境也会影响婴儿成长，和睦温馨、充满关爱的生长环境不仅助力婴儿的身高成长，也有利于婴儿心智的健康发育。

11.3 为新生儿称体重

新生儿的体重是反映生长发育的重要指标，是判断新生儿营养状况、计算药量、补充液体的重要依据，因而为新生儿测量体重和身高是衡量其生长发育是否良好

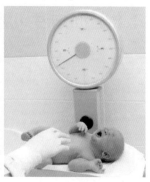

的一个重要指标。月嫂一定要仔细测量，并及时告知新生儿的家长这些情况。

1. 新生儿体重的特点

新生儿出生时平均体重为3000克。正常范围为2500~4000克。

一般来说，新生儿体重的增长是随年龄

的长大而增加，年龄越小，体重增加越快。但是新生儿出生后2~3天，由于胎粪的排出、胎脂的吸收及丧失水分较多，加上初生孩子吸吮能力弱、吃奶少，可以出现暂时性的体重下降，甚至比出生时的体重还低，临床上称"生理性体重下降"。到出生第3~4天，体重减轻可达出生体重的6%~9%。

如：出生时体重3700克，到第3~4天可以减轻222~333克，此后，随着孩子吃奶量的增多，机体对外界环境的适应性逐步调整，体重会逐渐增加，恢复到出生时体重。

若下降超过出生体重的10%，或生后第10天仍未回升到出生时水平，那就是不正常的"生理性体重下降"，应找原因，是否喂养不当、奶量不足，还是小孩生病了。

2. 新生儿体重的计算标准

新生儿体重的计算标准如下。

6个月内体重＝出生体重＋月龄×600克

7~12个月体重＝出生体重＋月龄×500克

2~7岁体重＝年龄×2＋8（千克）

但是，由于人的体重与许多因素有关，不同人体之间有差异，一天不同的时间内也会有一定变化，加之所处地理位置（如地心引力的原因）、季节、气候、自身情况的不同，对体重也有一定影响，因而很难完全符合标准体重。

3. 测量新生儿体重的方法

新生儿体重的测量方法可有以下几种。

（1）用婴儿磅秤测量。这种婴儿磅秤其最大称重量一般不超过15千克，测量时将婴儿放于秤盘中央即可读取婴儿的毛体重。

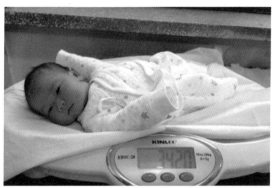

（2）用婴儿布兜加钩秤测量。这种方法所用的秤一般为最大称重不超过10千克的钩秤。婴儿布兜可用一块较结实的边长50~60厘米的布制成，

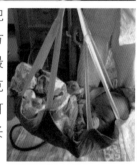

在其四角缝上较牢固的带子。测量时将婴儿放在布兜中央，拎起带子将布兜挂在秤钩上即可测量婴儿的毛体重。

 金牌月嫂的妙招：

测量时要注意防止秤砣滑脱以免砸伤孩子，也要注意不要将布兜提得太高以免小儿跌落受伤，最好在床上给婴儿称体重，这样比较安全。

（3）如无上述种类的秤时，可先由孩子妈妈抱着孩子站在普通大磅秤上称体重，然后再称妈妈的体重，用第一个重量减去第二个重量即为婴儿的毛体重，但这种方法准确性不如前面两种方法。

不管是用上述哪种方法称体重，均要将所称得的毛体重减去小儿身上的衣服、鞋帽、尿布等的重量，这样得出的才是小儿的净体重。

测体重时厚的衣服、包被在保证小儿不受凉的前提下应去掉，穿在身上的衣服、尿布等的重量可以凭经验适当估计后再扣除，但最好在测量的前一天将测体重时要穿的衣服、鞋帽、尿布等先称重，再在测量时将衣服等重量从毛重中扣除。

11.4 协助家长做好新生儿体检

为了了解新生儿的身体状况，需要进行相关体检。新生儿体检分好几个阶段，每一个特定阶段的体检也有许多不同之处。

1. 2 天新生儿的体检

在新生儿出生进食 48 个小时后，由脚跟采取少量的血液滴在特制的滤纸片上，待阴干后封袋寄至筛检中心检查，可检验先天性甲状腺低功能症、G-6-PD 缺乏症、苯酮尿症、高胱胺酸尿症及半乳糖血症。

2. 28 天新生宝宝的体检

（1）测量身高及体重：这是了解新生儿生长发育的重要指标。足月新生儿身高在 47~53 厘米，体重在 2550 克以上，平均3000 克左右。

（2）头部：观察新生儿头颅的大小和形状，轻抚宝宝的头皮，以感觉骨缝的大小、囟门的紧张度、有无血肿。

（3）眼睛：将红球放在距双眼 30 厘米左右的地方，水平移动红球，观察宝宝的双眼能否追视红球。

（4）耳廓：足月新生儿耳廓发育良好，耳廓直挺。

（5）颈部：有无斜颈，活动是否自如，用手指由内向外对称地摸两侧，以感觉有无锁骨骨折。

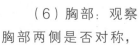

（6）胸部：观察胸部两侧是否对称，有无隆起，呼吸动作是否协调，频率应在 30~45 次/分，有无呼吸困难。用听诊器听肺部的呼吸音。

（7）腹部：先看有无胃蠕动波和肠型，然后用手轻轻抚摸，感觉是否腹胀及有无包块。脐部有无脐膨出，残端有无红肿及渗液。

（8）臀部：皮肤是否光滑，注意是否存在脊柱裂。

（9）生殖器及肛门：注意有无畸形，男婴的睾丸是否下降至阴囊。

（10）四肢：有无多指或并指（趾），双大腿能否摊平，以了解有无先天性髋关节脱位。

3. 42 天新生宝宝的体检

（1）体重：是判定宝宝体格发育和营养状况的一项重要指标。测量体重最好是在宝宝空腹，排去大小便的时候进行，并尽量给宝宝脱去外衣裤、鞋帽等。测得的数据应减去宝宝所穿衣物及尿布的重量。

（2）身高：是宝宝骨骼发育的一个主要指标。人的身高受很多因素影响，如遗传、内分泌、营养、疾病及活动锻炼等，所以，一定要保证宝宝营养全面、均衡，睡眠充足，并且每天保持一定的活动量。

（3）头围：反映宝宝的脑发育情况，脑容量的大小，也是宝宝体格发育的一项重要指标。宝宝的头围大小也像体重、身高一样，

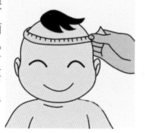

有个正常范围，并不像有些人认为的那样，头大的宝宝肯定大脑发达，比别的宝宝聪明。宝宝的头围长得过快或过慢，都是不正常的。比如宝宝出生时头围就比正常小，而后头围增长速度也很慢，甚至停止生长，就要怀疑是否有脑发育不良或头部畸形的可能。

（4）胸围：评价宝宝胸部的发育状况，

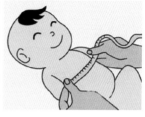

包括肺的发育、胸廓的发育以及胸背肌肉和皮下脂肪的发育程度。宝宝胸围的大小与体格锻炼及营养有关。所以，新妈妈要经常给宝宝做被动操，锻炼他的肌肉和骨骼，比如扩胸运动可以促进宝宝胸肌发达，带动胸廓和肺的发育。

（5）评价发育智能：了解宝宝的智能发育是否在正常水平。医生会用一些方法来测量宝宝的智能发育情况，如果有疑问，会通过神经心理测试进一步对宝宝的智能发育作全面评价。对有智能发育迟缓的宝宝，可以及时采取相应的干预措施，进行早期康复治疗。

4. 新生儿体检的注意事项

（1）体检的前一天晚上，妈妈最好给宝宝洗个温水澡，换上干净的衣服或内衣。体检时穿的衣服最好宽松些，便于穿脱，连体衣最好不要穿，会给医生带来麻烦，可以穿裤头、背心。

（2）带齐证件。需要带的证件有：户口簿、宝宝的出生证明、爸妈的身份证、宝宝的病历本等。有的地方还需要带疫苗接种记录等。

（3）事先准备好需要询问医生的问题。通过体检，医生会给宝宝作一个总体的评价。这时，月嫂及家长可向专业人员询问相关的育儿问题。比如："宝宝发育是否正常？""在

平常的育儿过程中应该注意什么问题？"等，并做好记录。

金牌月嫂的妙招：

将宝宝的体检手册、医生的指导意见册、宝宝的疫苗手册装入一个固定的档案袋内，体检时随身携带，方便医生参考宝宝之前的体检情况。

11.5 新生儿预防接种

初生婴儿接种是指婴儿从母体中出生后需要预防一些曾今大范围爆发过的疾病，而如今对某些疾病能以预防接种的手段来预防，使人体对这些疾病产生免疫功能，避免以后得这些病，预防接种的疫苗应该按顺序在初生婴儿时期接种。

新生儿一出生就要接种的疫苗有两种，一是卡介苗，二是乙型肝炎疫苗。月嫂需要了解新生儿接种这两种疫苗的相关知识，以便更好的护理新生儿。

1. 卡介苗的认识

卡介苗是每一个健康的新生儿必须接种的疫苗，接种卡介苗可预防结核病。患有开放性肺结核的病人咳嗽或打喷嚏时，可以将结核杆菌散布到空气中，新生儿的抵抗力较弱，若受到了结核菌的感染，容易发生急性

结核病，如结核性脑炎，因此，每一个新生儿都要接种卡介苗。

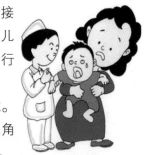

（1）卡介苗的接种时间。一般在新生儿出生后24小时内进行卡介苗的接种。

（2）接种部位。在新生儿的左上臂三角肌中部进行皮内注射。

（3）卡介苗的接种反应及注意事项

① 新生儿卡介苗接种后2~3天仅可见在接种部位有小红点，防止新生儿用手去触摸，要保持局部清洁，避免其他细菌感染。月嫂在给新生儿洗澡时应避免弄湿注射部位的皮肤。

② 新生儿卡介苗接种后2~3周，接种处局部会呈现红色小结节，以后逐渐长大，稍有痛痒。

③ 新生儿卡介苗接种后3~4周，接种处皮肤会出现黄豆大小、暗红色突起，中间有硬块，随后，硬块中央部分软化、形成小脓包后自行破溃，形成溃疡。如果接种部位发生严重感染，请医生检查和处理。

④ 最后经过2~3个月痂皮脱落，形成一颗永久性的略凹陷的圆形疤痕。这是接种卡介苗的正常现象。

（4）卡介苗的接种禁忌。如果新生儿出生体重不足2.5千克、有先天性的免疫缺陷、为早产儿、体温高于37.5℃、出生时有严重

窒息、在各种疾病的急性期、患严重湿疹等均不应接种疫苗。

2. 乙型肝炎疫苗

乙型肝炎在我国的发病率很高，如果孕妇患有高传染性乙型肝炎，那么婴儿出生后患病的可能性达到90%，所以让新生儿接种乙肝疫苗是非常必要的。

（1）乙型肝炎疫苗的接种时间。新生儿出生后24小时内接种第一针，满月后接种第二针，满6个月时接种第三针。

（2）乙型肝炎疫苗的接种部位。在新生儿上臂三角肌进行肌肉注射。

（3）乙型肝炎疫苗接种反应及注意事项。接种后局部有可能会发生红肿、疼痛；少数伴有轻度发烧、不安、食欲减退的症状，这些症状大多在2~3天内自动消失。

（4）乙型肝炎疫苗的接种禁忌。出生体重不满2.5千克、处在疾病的急性期或过敏体质的新生儿都不应接种乙型肝炎疫苗。

11.6 新生儿抚触

新生儿抚触是通过抚触者的双手对新生儿的皮肤进行有次序的、有手法技巧的科学抚摸，让大量温和的良好刺激通过皮肤传到中枢神经系统，以产生积极的生理效应。每天给新生儿进行科学和系统的抚触，可以非常有效地促进新生儿的生理和情感发育，并改善新生儿睡眠状况，提高机体的免疫力。

1. 抚触前的准备

（1）保持适宜的房间温度（25℃左右）和抚触时间（20分钟左右），确保舒适及十五分钟内不受干扰。

（2）采用舒适的体位，选择安静、清洁的房间，放一些柔和的音乐作背景。

（3）选择适当的时候进行抚触。婴儿不宜太饱或太饿，抚触最好在婴儿沐浴后进行。

（4）在抚触前准备好毛巾、尿布、替换的衣物，先倒一些婴儿润肤油于掌心，并相互揉搓使双手温暖。

2. 抚触的手法

（1）面颊抚触

① 双手拇指放在宝宝前额眉前上方，用指腹从额头轻柔向外平推至太阳穴。

② 拇指从宝宝下巴处沿着脸的轮廓往外推压，至耳垂处停止。

③ 用拇指和食指轻轻按压耳朵，从最上面按到耳垂处，反复向下轻轻拉扯，然后再不断揉捏。

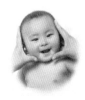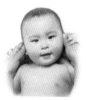

（2）手臂抚触。轻轻挤捏宝宝的手臂，从上臂到手腕，反复3～4次。

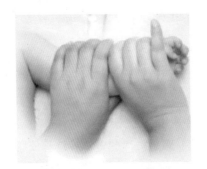

（3）手臂伸展。把宝宝两臂左右分开，掌心向上。

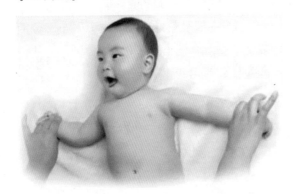

（4）手部抚触

① 用手指划小圈按摩宝宝的手腕。用拇指抚摩宝宝的手掌，使他的小手张开。

② 让宝宝抓住拇指，用其他四根手指按摩宝宝的手背。

③ 一只手托住宝宝的手，另一只手的拇指和食指轻轻捏住宝宝的手指，从小指开始依次转动、拉伸每个手指。

（5）腹部抚触。放平手掌，顺时针方向画圆抚摩宝宝的腹部。注意动作要特别轻柔，不能离肚脐太近。

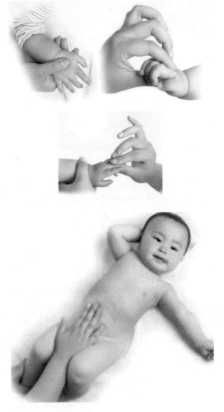

（6）背部抚触

①双手大拇指平放在宝宝脊椎两侧，其他手指并在一起扶住宝宝身体，拇指指腹分别由中央向两侧轻轻抚摸，从肩部处移至尾椎，反复3～4次。

②五指并拢，掌根到手指成为一个整体，横放在宝宝背部，手背稍微拱起，力度均匀

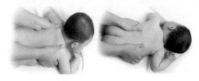

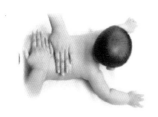

地交替从宝宝脖颈抚至臂部，反复3～4次。

（7）胸部抚触。双手放在宝宝的两侧肋缘，先是右手向上滑向宝宝右肩，复原。换左手上滑到宝宝左肩，复原。重复3~4次。

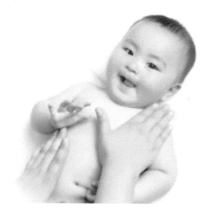

（8）腿部抚触

①用拇指、食指和中指，轻轻揉捏宝宝大腿的肌肉，从膝盖处一直按摩到尾椎下端。

②用一只手握住宝宝的脚后跟，另一只

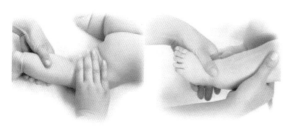

手拇指朝外握住宝宝小腿，沿膝盖向下捏压、滑动至脚踝。

（9）脚掌抚触。一只手托住宝宝的脚后跟，另一只手四指聚拢在宝宝的脚背，用大拇指指肚轻揉脚底，从脚尖抚摸到脚跟，反复3~4次。

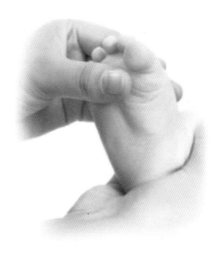

3. 抚触的注意事项

月嫂在为宝宝抚触时，要注意以下事项。

（1）选好最佳时段、最佳时间。

（2）做好充足准备。

（3）力度要根据宝宝的感受随时调整。

（4）记住头部、腹部、关节等部位的安全点。

（5）不必循规蹈矩。

（6）宝宝情绪不好时，抚触停止。

（7）抚触的内容要按照宝宝年龄需要而定。

11.7 新生儿游泳

新生儿游泳是指宝宝出生后在水中的自主运动。它延续了宝宝在母体羊水中的活动，对宝宝来说是很容易的事情。新生儿游泳可以促进宝宝的身心发育，有利于宝宝的健康成长。

1. 新生儿游泳的准备

（1）宝宝的准备。给宝宝做婴儿游泳应该在吃奶后半小时到一小时左右，另外，还要观察宝宝是否高兴，是否刚睡醒，有什么不舒服的地方，一定要在宝宝心情愉快的情况下，进行婴儿游泳操作。

（2）用具的准备。在进行婴儿游泳之前，月嫂需准备如下用具：

①婴儿专用浴巾（要干燥、不用太大，以可包裹宝宝全身为适合）；

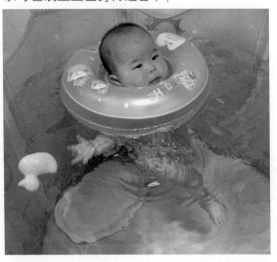

②一小块方巾，另准备一块干的毛巾备用；

③脐带没有脱落的宝宝，还要准备用于清理肚脐的 75% 酒精、消毒棉签等物品；

④婴儿洗发液、婴儿沐浴露、婴儿抚触油、婴儿爽身粉；

⑤婴儿将要更换的衣服、纸尿裤等；

⑥水温计、充气 90% 的婴儿游泳专用泳圈、一个可在水中漂浮的玩具。

（3）环境准备。尽可能选择固定的时间，进行婴儿游泳。游泳时播放轻柔的音乐，让宝宝有一个放松的环境。

（4）操作者准备。操作者最好是两个人，在操作之前，请先洗手，修好指甲缘，摘掉手上的饰物，以免刮伤宝宝。

2. 婴儿游泳的正确水温

（1）初生（出生第 2~10 天内）婴儿游泳的水温应在 37~38℃；

（2）出生 10 天以后的水温缓慢降低；

（3）夏天温度控制在 35℃左右；

（4）冬天的温度控制在 37℃左右；

（5）春秋两季天凉的时候控制在 36℃。

总的来说婴儿游泳的温度应在 39℃以内，33℃以上。水温过高游的时间短，太烫婴儿会不适应而啼哭，最合适的温度应是婴儿背颈部温度，这也是婴儿表皮最高温度。

3. 婴儿入水时的操作

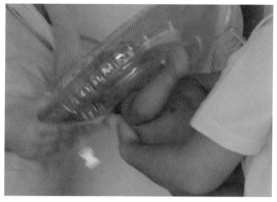

第一步：脱掉宝宝衣服，此时宝宝由于紧张哭两声没关系，适度啼哭有益无害。

第二步：将孩子身体托夹在成人右腋下，并用左手扶头，让宝宝面朝上。

第三步：在给宝宝洗头时，让宝宝仰躺的姿势，用右手撩水给孩子洗头。

第四步：用毛巾或纱布擦拭婴儿的脸、眼、鼻、耳、颈。

第五步：给宝宝套圈，一人托住婴儿的头颈，另一人给宝宝套圈。

第六步：婴儿套好游泳圈检查下颌部是否垫托在预设的位置（双下颌角紧贴内圈），下巴置于其槽内。

第七步：一人托住宝宝的头颈，另一辅助者帮助撤掉宝宝身上的浴巾，即可入水。

4. 婴儿游泳注意事项

宝宝游泳，全过程必须有专人全程监护。还要注意选择合适的颈圈，新生儿游泳圈使用前必须进行安全检测（如新生儿颈围型号、保险按扣、漏气否等，游泳后要及时给宝宝补充适量的水。

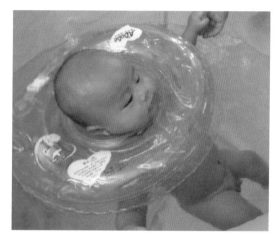

（1）脐带防水。对于脐带残端尚未脱落的新生儿，在宝宝游泳前要常规进行脐带防水处理。处理方法可用简单而经济的方法，即用普通3L医用胶贴盖脐带残端即可。原则上对于刚出生5天内的新生儿，游泳前要进行脐带防水。

（2）合理饮食。哺乳前肠胃空虚，体能不足，宝宝游泳体能消耗高，易造成虚脱，所以不要在宝宝很饿的情况下训练婴儿游泳。

哺乳后马上游泳，会造成肠胃及内脏供血量不足，不利于食物的消化，甚至引起肠胃不适、恶心、呕吐，因此宝宝吃饱后亦不适合婴儿游泳，最好是宝宝吃饱半个小时以后。

（3）注意保温。宝宝游泳无论在家中还是在游泳馆，水温都要尽量保持恒温，游泳

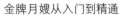

馆选择去恒温泳池，而在家中就要注意给渐渐冷却的水中不断注入热水以达到恒温效果，或者将室内暖气打开。

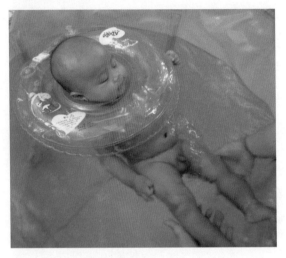

5. 不适合游泳的婴儿

（1）Apgar 评分 [即阿氏评分、新生儿评分，Apgar（阿普加）这个名字的英文字母刚好对应检查项目的英文首字母，包括：肌张力（Activity）、脉搏（Pulse）、皱眉动作即对刺激的反应（Grimace）、外貌（肤色）（Appearance）、呼吸（Respiration），是孩子出生后立即检查他身体状况的标准评估方法] 小于 8 分的新生儿。

（2）有新生儿并发症，或需要特殊治疗的婴儿。

（3）胎龄小于 32 周的早产儿，或出生体重小于 2000g 的新生儿，在足月（37~40 周，视婴儿身体健康发育状况而定）后或体

重 5000g 以上游泳较为适宜。

（4）皮肤破损或有感染的。

（5）感染、感冒、发烧、拉肚子、脚易抽筋、身体异常者、免疫系统有问题、呼吸道感染（具传染性）。

（6）注射防疫针至少 24 小时后方可洗澡或游泳。

（7）湿疹局部有感染或非常严重的不适宜游泳。

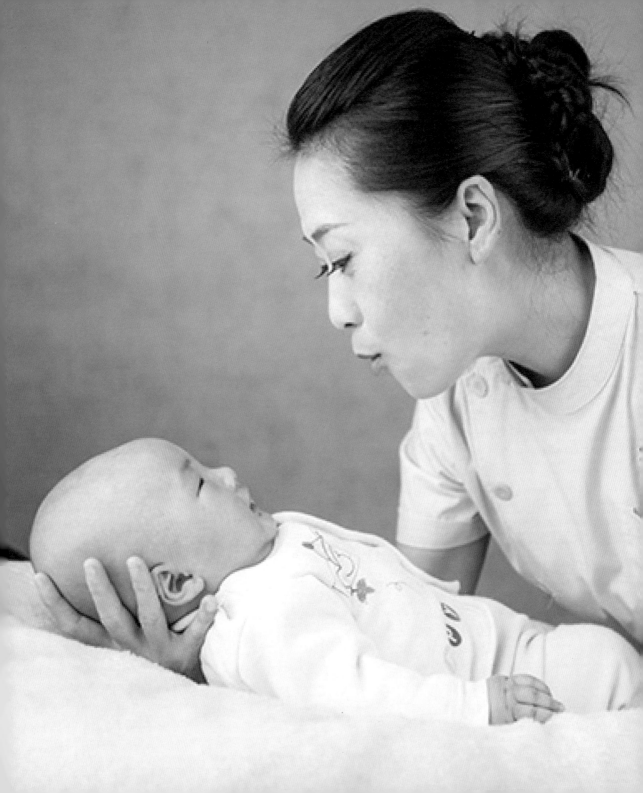

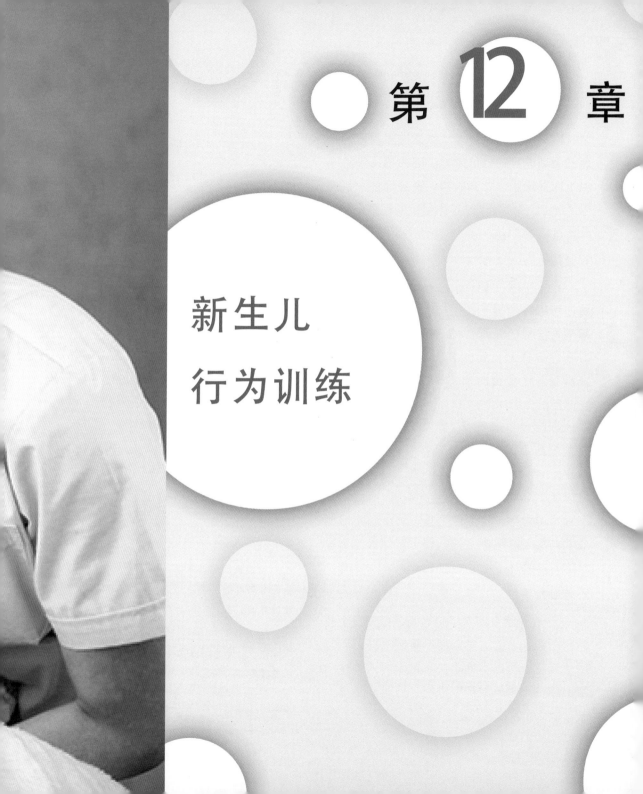

第 **12** 章

新生儿
行为训练

12.1 新生儿抬头训练

抬头运动,是宝宝动作训练里首要的一课,而且进行的越早越好。因为抬头训练不但可以锻炼颈、背部肌肉,还会促使宝宝可以早一点将头抬起来,扩大宝宝的视野范围。具体有以下方法。

1. 竖抱抬头

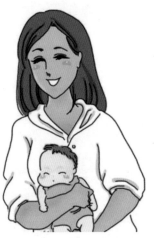

给宝宝喂完奶后,可以将他竖抱起来,使他的头部靠在你的肩上,之后再轻轻让宝宝的头部自然立直片刻,以训练宝宝颈部肌力的发展。不过,做这个动作之前,最好能轻轻地拍几下宝宝的背部,使他打个嗝,防止刚吃饱而溢乳。每天训练 4~5 次,便可以促进宝宝早日抬头的能力。

2. 俯卧抬头

选在给宝宝两次喂奶之间,每天让小儿俯卧一会儿,要注意床面尽量硬一些,可以用玩具在一边逗引他抬头。这个方法,在宝宝出生的十来天就可以进行,但时间不要太长,以免小家伙太累。

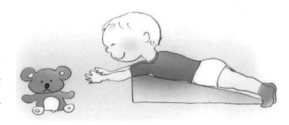

3. 坐位竖头

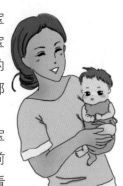

这个方法可以等宝宝满月之后进行,先将宝宝抱起来,使他坐在自己的一只前臂上,让他的头部与背部贴在自己的前胸,然后再用另一只手抱住宝宝的胸部,使宝宝面向前方广阔的空间,使他观看更多新奇的东西,这不但能使宝宝主动练习竖头能力,还可以激发他的观看事物的兴趣。

> **相关链接:**
>
> ### 学抬头的必要性
>
> 脊柱是人体的主梁,上呈头部,下接骨盆,从侧面看这根主梁是呈 S 形的,具有一定的生理性弯曲,具有了这些生理性弯曲,孩子在做走、跑、跳等动作的时候,更具有弹性,更有保护性。但是这些弯曲并不是与生俱来的,而是随着婴儿动作的发展逐步形成的。
>
> 一般当孩子 3 个月能抬头的时候,就形成了第一个弯曲——颈曲。6~7 个月能独坐的时

候，就形成了第二个弯曲——胸曲。1岁左右能跑能走的时候，就形成了第三个弯曲——腰曲。

这些弯曲还未固定，仰卧时还可能消失。因此，对于初生婴儿来说，应该尽量多让宝宝趴着玩儿，让颈曲得以发育成型。

12.2 新生儿抓握训练

手的技能对于开发宝宝智力十分重要。特别是作为手的最基本的技能——握抓能力，是婴儿时期衡量脑部发育指标之一，所以握抓训练是宝宝变聪明的第一步。

1. 抓握反射

抓握反射是新生儿无条件反射的一种。当触及新生儿手掌时，立即被紧紧地抓住不放，如果让新生儿两只小手握紧一根棍棒，他甚至可以使整个身体悬挂片刻。在出生后第5周达到最强的程度，3~4个月时消失，以自主抓握取代。

婴儿在第一个月会常紧握拳头，但如超过两个月仍持续握拳，可能是中枢神经系统损伤。

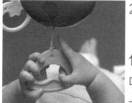

2. 抓握训练

开始婴儿手的动作只时将手放进口内吸吮，以后能将手放在眼前细看，到3~4个月时，就能将双手捏在一起放在眼前玩，但此时婴儿手还不能张开，月嫂应告知家长要有意识地训练练其触摸和抓捏，方法有许多，一般可采用以下几种方法。

（1）当婴儿不会抓握时，家长可轻轻地从指根大指尖抚摸他的手背，这时紧捏的小手就会自然张开。同时，要准备不同质地的玩具，如小积木、小瓶盖、塑料（绒）小球等，把玩具塞到婴儿的两只小手里，并握住婴儿抓握玩具的手，帮助他抓握。

（2）可在婴儿吃奶时，把小手放在母亲的乳房上或奶瓶上让他触摸，抱着婴儿时，也可在他前方放一些玩具让他去触碰、抓捏，或者将玩具悬挂在婴儿胸上方逗弄婴儿伸手、触摸和抓握，以帮助他进行早期的感知活动。

（3）家长可经常将自己的食指或拇指放在婴儿的手心让他抓握，并轻轻摇动他的手向他问好，引起他的愉快情绪。待婴儿会抓后，家长再把手指从婴儿的手心移到手掌边缘，或者用玩具碰碰他的手背，看他能否抓握。

一般到5~6个月时，家长可让婴儿双手对着撕纸，双手抓握玩具交换，并运用手来摇晃玩具等，还可以与婴儿一起做游戏，如将一块布或手绢盖在婴儿的脸上，家长在一旁说话，使婴儿知道你住他的旁边，看他能否移开遮住他视线的布。开始时可抓住婴儿的手帮助他将布移开，以后逐渐减少帮助，促使他自己用手抓住布，将布从脸上移开，成功后以微笑、亲吻、拥抱等形式奖励他。

总之，手触摸抓握能力是婴儿进行手精细活动的第一步，对其以后的发展极为重要，家长要创造条件，发展这方面的能力。

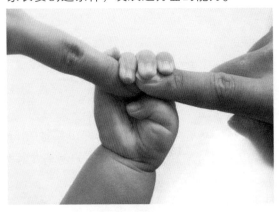

12.3 新生儿视觉训练

刚出生的宝宝，还无法将视线聚集在同一物体上，存在生理性远视，两只眼还不能协调，随着月龄增加，婴儿的视觉也慢慢发育完善，月嫂可对新生儿进行视觉训练，可运用下列方法。

1. 看明暗

（1）方法。新生儿出生 10 天后，家长可以准备一张白纸，对折，将一边涂黑。婴儿清醒时，在他眼前 30 厘米处，先给他黑色一面，注视半分钟后，换成白色一面，同样注视半分钟；随后将黑白两面同时出示，让他看两种不同颜色纸；以训练眼球水平运动能力。

（2）目的。观察婴儿的眼球是否在黑白两个画面上溜来溜去。

（3）注意。若婴儿的眼球没有反映，应去医院检查，以便及早发现病情。

2. 看光亮

（1）方法。婴儿出生 2 周后，家长可用一块红布蒙住手电筒的上端，开亮手电。将手电距婴儿双眼约 30 厘米远的地方，沿水平向左右和前后方向慢慢移动几次，促使新生儿追视亮光，进行视觉训练。

（2）目的。吸引婴儿注视灯光，进行视觉刺激。

（3）注意。最好隔天进行一次，训练时间几秒钟。不能不蒙红布用电筒直照婴儿眼睛。训练视角仅限于正前方 45 度范围。满月后，视角可扩大到正前方 90 度范围，训练时间可适当延长。

3. 看彩球

（1）方法。可以将色彩分明的彩球悬挂

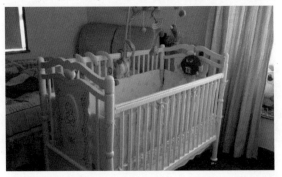

在婴儿床上，距离眼部20~25厘米处，触动彩球，从左到右摆动，训练婴儿视线随物移动。

（2）注意。满月后，可将彩球在新生儿眼前做360度转圈，训练婴儿视线随球转动。

4. 看人脸

对婴儿进行视觉训练，最简单直接的方法就是看人脸。母亲每次喂奶，抱着宝宝时，可以对婴儿做眨眼、伸舌、动嘴唇、讲话等动作，经常训练宝宝看人脸，到了满月后，新生儿见到人脸就会产生"社会性微笑"。

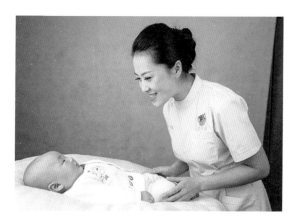

12.4 新生儿听觉训练

胎儿从母体娩出后，就已具备听觉，出生后2周，即可集中听力，形成视听反应。而对新生儿进行听觉训练，有利于其大脑储存各种声音信息，促进大脑发育。训练方法有以下几种。

1. 听音乐训练听觉

（1）方法。新生儿出生后1周，妈妈可以在给宝宝喂奶时或觉醒时，播放一段旋律优美、舒缓的钢琴曲，将音响的音量稍微调小。每次定时10分钟，固定1~2首乐曲，以建立条件反射。

（2）目的。音乐可以训练听觉、乐感和注意力，陶冶孩子的性情。

（3）注意。不要给婴儿听很多不同的曲子，一段乐曲一天中可以反复播放几次，每次十几分钟，过几周后再换另一段曲子。

2. 与婴儿对话训练听觉

（1）方法。新生儿出生20天后，在婴儿清醒时，妈妈可以用温和、缓慢的语调与宝宝对话，讲故事，唱儿歌等。每天2~3次，每次5~10分钟。

（2）目的。给婴儿听觉刺激，有助于宝宝早日开口学话，并促进母子之间的情感交流。

（3）注意。对宝宝说话时，尽量使用普通话。

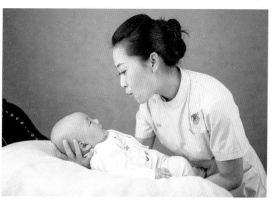

3. 听玩具声训练听力

婴儿满月后，可以为宝宝创造一个有声的世界。

例如：给婴儿买些有声响的玩具，如拨浪鼓、八音盒、会叫的鸭子等。这些声音会给婴儿听觉的刺激，促进听觉的发育。每次训练时，只让他听一种声音，反复地训练听觉。

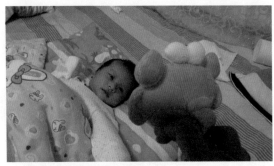

4. 听大自然声音训练听力

新生儿只能听到声音，但并不会辨别声音。所以要给新生儿一个有声的环境，训练新生儿听自然环境中的不同声音，如走路声、关开门声、水声、刷洗声、扫地声、说话声等，以刺激新生儿的听觉，接受不同声音的信息。

相关链接：

宝宝听力发育至关重要

宝宝的听力发育和语言发育是密不可分的，听力是否正常，是语言发育测试的"晴雨表"。一个人必须先有了听力，才能学习语言，并且学会说话。

一个正常的宝宝，如果出生后被放在一个不与任何人接触的环境里，没人教说话，就永远也不会说话。

一个听力有障碍的小宝宝，因听不见所以学不会说话，这就是所谓的"十聋九哑"。所以宝宝在生活中听力是否正常就成为了许多父母比较关心的问题。

12.5 新生儿嗅觉味觉训练

宝宝嗅觉、味觉在胎儿时期就有了，出生后通过不同的方法发育得更加完善。所以，月嫂要知道不同时期宝宝嗅觉、味觉的发育指标和发育特点，平时，要注重宝宝在嗅觉味觉方面的训练，使得他们的感官更加灵敏。

1. 宝宝嗅觉训练方法

（1）闻闻花香。常带宝宝出去走走，看看花开叶落，选一些清新的气味给宝宝闻闻，也可以让宝宝认识认识新的食物，增强他们的嗅觉反应。

（2）闻闻生活用品。可以让宝宝闻闻自己的生活用品，像是被子、毯子、宝宝香水、香皂、小玩具等，这样可以使宝宝熟悉自己的生活，也能促进嗅

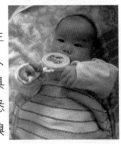

觉发展。

（3）闻些刺激性气味，如酸味和臭味。适当让宝宝闻些刺激性的味道更能促进宝宝嗅觉完善，例如香醋的酸味、腐乳制品的臭味等。但是，在训练宝宝的时候，一定不能操之过急，要顺着宝宝的兴趣。即使闻这些刺激性味道，也不能一下子就闻很浓的，要慢慢让宝宝适应。

2. 宝宝味觉训练方法

（1）喝新鲜果汁。适当给宝宝喂些鲜榨果汁或儿童果蔬汁，不仅可以刺激宝宝的味觉发展，还能适时给宝宝增加营养，补充维生素，当然，也能为宝宝日后添加辅食做好准备工作。

（2）及时添加辅食。一般宝宝满四个月就需要开始添加辅食了，一方面是为了丰富营养促进宝宝生长，另一方面及时添加辅食也可以作为训练宝宝味觉的一种途径。因为，平时宝宝只习惯或者熟悉母乳和其他奶制品的味道，现在，给宝宝添加多种口味（酸的、甜的、咸的等）的辅食，会使得宝宝的味觉发展完善，并且可以为往后宝宝断奶做好准备。

（3）吃水果肉。4~6个月的宝宝，可以适当吃些水果肉。用小勺子慢慢刮出苹果泥或香蕉泥等，水果的清新口味可以促进宝宝味觉发育。

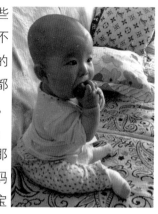

（4）适当吃些苦味。宝宝对于不同的味道有不同的反应，但一般宝宝都是喜欢甜甜的味道。宝宝不喜欢吃药，那是因为他们知道那是苦的，所以妈妈在喂药时可以跟宝宝说这是苦的，让他们真实地了解苦味，而不能欺骗宝宝。平时也可以在饮食中添加苦瓜、芹菜汁等苦味食物。

12.6 婴儿被动操

婴儿被动操可促进婴儿大运动的发育，改善血液循环，使精神活泼，每日1~2次，在小儿吃奶后1小时和吃奶前半小时进行，由大人给婴儿做四肢伸屈活动。

做婴儿操时室内空气要新鲜，温度不低于18℃。将婴儿放在稍硬的平面上，撤去婴儿的包裹和尿布。操作者动作要轻柔，切记生拉硬拽，使婴儿感到不适。如进行中婴儿过于紧张、烦躁，可暂时缓做，待婴儿安静时再完成。遇有疾病时可暂停做婴儿操，病愈后再恢复做，每次做完操，家长都要抱抱、亲亲宝宝以示鼓励。

婴儿被动操的步骤如下。

第一节：两手胸前交叉

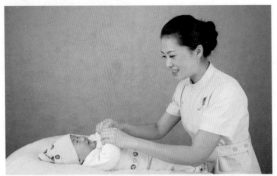

预备姿势：宝宝双臂放在身体两侧，操作者将大拇指放在宝宝掌心，其余四指抓握宝宝腕部。

（1）第1拍，将宝宝两臂向体侧外展90度。

（2）第2拍，将宝宝两臂举起向胸前呈交叉状。

重复共两个8拍。

注意：双臂平展时可帮助宝宝稍用力，两臂向胸前交叉时动作应轻柔些。每一节拍左右手上下轮换。

第二节：伸屈肘关节

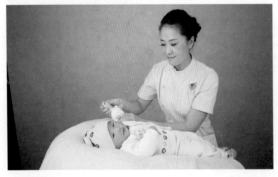

预备姿势：同前。

（1）第1拍，将宝宝一侧手臂以肘关节为轴心，举起并屈曲肘关节，使手尽量接近宝宝耳旁。

（2）第2拍，肘关节伸直还原；第3、4拍另侧相同。

重复共两个8拍。

注意：屈肘关节时手触宝宝肩膀，尽量接近宝宝身体，伸直时不要用力。

第三节：肩关节运动

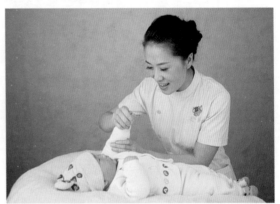

预备姿势：同前。

（1）第1、2拍，以宝宝肩关节为轴心，将宝宝婴儿一侧手臂弯曲贴近前胸，分别以顺时针或逆时针旋转运动。

（2）第3、4拍还原；第5～8拍换另一侧手臂，动作相同。

重复共两个8拍。

注意：动作必须轻柔，切不可用力拉宝宝两臂勉强做动作，以免损伤关节及韧带。

第四节：伸展上肢

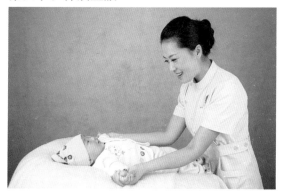

预备姿势：同前。

（1）第1拍，将宝宝两臂举起向胸前交叉。

（2）第2拍，两臂向体侧外展90度，使上肢与其躯干呈"十"字形。

（3）第3拍，以肩关节为轴心，上举宝宝双臂过头顶。

（4）第4拍，动作还原。

重复共两个8拍。

注意：双臂上举时两臂与肩同宽，动作轻柔。

第五节：伸屈踝关节

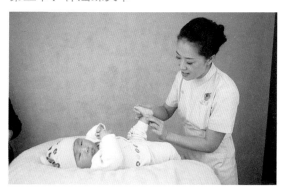

预备姿势：宝宝仰卧，操作者一手握住宝宝踝部，一手握住宝宝足前掌。

（1）第1拍，将宝宝足尖向足背屈曲踝关节。

（2）第2拍，足尖向足底伸展踝关节；重复做至8拍。后8拍，换另一侧足踝部做伸屈动作。

注意：伸屈时动作要求自然，切勿用力过度。

第六节：双腿轮流伸屈

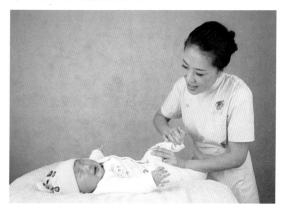

预备姿势：宝宝仰卧，双腿伸直平放。操作者拇指在下，四指在上，双手分别握住宝宝小腿近踝处。

（1）第1拍，将两下肢伸直上举呈45度。

（2）第2拍，再上举呈90度；第3、4拍还原。

重复共两个8拍。

注意：屈膝时稍帮助宝宝用力，伸直动作放松。

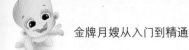

第七节：下肢伸直上举

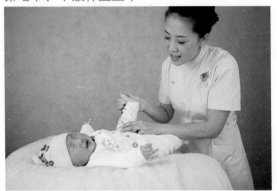

预备姿势：宝宝两下肢伸直平躺，操作者两掌心向下，握住宝宝两膝关节。

（1）第1、2拍将两下肢直上举成90度。

（2）第3、4拍还原，重复共两个8拍。

注意：两下肢伸直上举时，臀部不离开桌、床面，动作轻缓。

第八节：转体、翻身运动

预备姿势：宝宝仰卧，操作者一手扶宝宝的后背上方肩胛部，另一手扶宝宝的臀部。

（1）第1拍，将宝宝从仰卧位转为侧卧位。

（2）第2拍，动作还原；第3、4拍，另侧相同方法。

重复共两个8拍。

注意：仰卧时宝宝的双臂自然地放在胸前，使头略微地抬高一些。